Mansi Sharma
Anil Gupta
Shalini Garg

PREVALÊNCIA E PADRÃO DA CÁRIE NO PERÍODO DA DENTIÇÃO DECÍDUA

Mansi Sharma
Anil Gupta
Shalini Garg

PREVALÊNCIA E PADRÃO DA CÁRIE NO PERÍODO DA DENTIÇÃO DECÍDUA

ScienciaScripts

Imprint

Cover image: www.ingimage.com

This book is a translation from the original published under ISBN 978-620-7-64705-7.

Publisher:
Sciencia Scripts
is a trademark of
Dodo Books Indian Ocean Ltd. and OmniScriptum S.R.L publishing group

120 High Road, East Finchley, London, N2 9ED, United Kingdom
Str. Armeneasca 28/1, office 1, Chisinau MD-2012, Republic of Moldova, Europe
Printed at: see last page
ISBN: 978-620-7-63340-1

RECONHECIMENTO

Escrever esta dissertação sobre a biblioteca tem sido fascinante e extremamente gratificante. Gostaria de agradecer a uma série de pessoas que contribuíram para o resultado final de muitas formas diferentes. Em primeiro lugar, expresso a minha sincera e profunda gratidão ao nosso diretor do departamento da Faculdade de Ciências Dentárias e ao meu orientador, **o Dr. Anil Gupta**, que analisou várias versões preliminares do meu texto, fazendo sugestões críticas e colocando questões desafiantes. A sua experiência, orientação inestimável, encorajamento constante, atitude afectuosa, compreensão, paciência e crítica saudável contribuíram consideravelmente para a minha experiência. Sem a sua inspiração contínua, não teria sido possível concluir esta dissertação sobre a biblioteca.

As palavras não são suficientes para agradecer ao meu guia. Inspirou-me a sua atenção aos pormenores e a sua aplicação enérgica a qualquer problema. Aproveito esta oportunidade para expressar o meu profundo sentimento de gratidão e os meus respeitosos cumprimentos à minha co-orientadora, **a Dra. Shalini Garg**, por me ter apresentado este tema de dissertação e pela sua supervisão meticulosa, orientação valiosa, encorajamento e apreciação crítica. Sinto-me muito orgulhosa por ter aprendido e trabalhado com ela. Reconheço sinceramente a minha gratidão para com os meus eminentes professores, que têm sido uma maravilhosa tocha orientadora em todos os meus esforços e uma tremenda fonte de inspiração e de navegação constante com a sua orientação gentil, **Dr. Shalu Bhadwaj, Dr. Vishal Sharma, Dr. Nivedita Sharma, Dr. Savreen Kaur, Dr. Shrehya Shekhar.**

A minha mais profunda gratidão aos meus Nanaji e Naani, o **falecido Sh.Vishnu Dutt Sharma** e a **falecida Smt.Omwati Sharma,** pela sua sabedoria e orientação ao longo da minha vida. Estou igualmente grato ao meu Maama, **Sr. Naresh Sharma** e **Sr. Rakesh Bhardwaj,** pela sua inspiração constante, conselhos perspicazes e amor incondicional. Tenho uma dívida de gratidão para com os meus pais, o Sr. **Ramesh Kumar** e a **Sra. Rekha Sharma,** bem como para com o meu irmão, o **Sr. Anurag Sharma,** pelo seu amor e apoio inabaláveis ao longo do meu percurso, permitindo-me concentrar-me nos meus estudos e no meu trabalho. Estou igualmente grato à minha Maami, Sra. **Vandana Sharma** e **Sra. Preeti Bhardwaj**, e aos meus primos **Jiya Sharma, Riya Sharma, Kavya Bhardwaj** e **Dev Bhardwaj** por todo o afeto e espírito lúdico.
Agradeço também aos meus superiores, **Dr. Snigdha, Dr. Karuna, Dr. Sugandha, Dr. Rini e Dr. Tabita**, e aos meus colegas de grupo, **Dr. Anushi, Dr. Neha, Dr. Prince, Dr. Sakshi Jainer e Dr. Sakshi Singla**, bem como aos meus juniores, **Dr. Shweta, Dr. Minakshi, Dr. Nidhi, Dr. Mahima, Dr. Lata e Dr. Anshula.**

Acima de tudo, devo tudo a Deus Todo-Poderoso por me ter concedido a sabedoria, a saúde e a força necessárias para empreender esta tarefa de investigação e por me ter permitido concluí-la.

Dr. Mansi Sharma

ÍNDICE

RECONHECIMENTO 1

INTRODUÇÃO 3

OUTROS FACTORES CONTRIBUTIVOS: 5

CÁRIES RELACIONADAS COM MEDICAMENTOS: 5

GESTÃO: 6

PREVALÊNCIA 11

PADRÃO 28

DISCUSSÃO 46

CONCLUSÃO 48

REFERÊNCIAS 49

INTRODUÇÃO

A doença da cárie precoce da infância (CPE) é a presença de 1 ou mais superfícies dentárias cariadas (lesões não cavitadas ou cavitadas), ausentes (devido a cárie) ou preenchidas em qualquer dente primário de uma criança com 71 meses de idade ou menos.(1)

A cárie dentária em crianças é uma doença "pandémica" devido à sua grande prevalência em todo o mundo.(2-3) Atualmente, a Organização Mundial de Saúde (OMS) classifica-a em terceiro lugar entre todas as doenças crónicas não transmissíveis que necessitam de ser tratadas e prevenidas a nível mundial.(2) É a necessidade não satisfeita mais comum no domínio dos cuidados de saúde infantil. O crescimento e o desenvolvimento das crianças são afectados negativamente por dentes cariados, o que também representa um sério risco para a sua saúde.(4-5)

A sua aparência clínica é caracterizada por uma série de características únicas, incluindo o rápido desenvolvimento de cáries, que afectam muitos dentes assim que surgem na cavidade oral. Estas lesões afectam as superfícies dos dentes que são menos susceptíveis de desenvolver cáries. A doença foi referida por vários termos, incluindo a síndrome do biberão de leite, cárie de hábito de amamentação prolongada, cárie galopante, cárie de biberão infantil e cárie de biberão.(6-7)

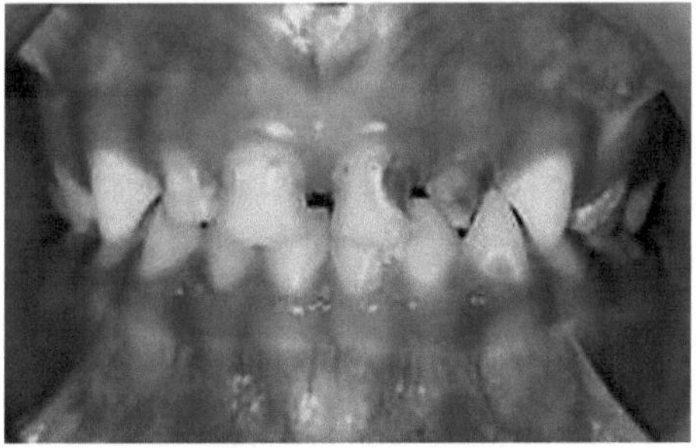

Fig 1: Cárie precoce na infância

A propagação da infeção tem o potencial de prejudicar os botões dos dentes permanentes, bem como causar celulite, linfadenopatia e formação de abcessos. Também pode levar a um mau desenvolvimento da fala e da estética, o que pode ter um efeito psicológico negativo na criança. Alguns estudos na literatura científica apontam para uma ligação entre o peso da criança e a CCE. (8-9)

A saúde oral é fundamental para a saúde e o bem-estar geral. Entre as muitas doenças orais, a cárie dentária é uma das que ainda afecta muitas pessoas em todo o mundo. Têm sido feitos grandes esforços para aumentar a consciencialização do público, mas a tendência continua a aumentar.

A cárie dentária é reconhecida como uma doença antiga. Qualquer pessoa pode ser afetada por ela, independentemente da sua situação social, idade, sexo ou raça. Uma vez que a

avaliação do risco é agora um fator importante na gestão da cárie dentária, é crucial fazer o levantamento da prevalência da cárie dentária numa comunidade específica.[10-13]
A cárie dentária tem várias definições.[14] Mas é geralmente reconhecido que se trata de uma doença complexa causada por uma combinação de bactérias acidogénicas, hidratos de carbono fermentáveis e diversas variáveis do hospedeiro, incluindo a saliva.[15-16]

ETIOLOGIA DA ECC: A cárie dentária é o resultado da interação de diversas variáveis etiológicas, que podem existir simultaneamente para causar o início e o agravamento da doença. Os factores são (1) microrganismos cariogénicos, (2) hidratos de carbono fermentáveis (substrato), e (3) superfície dentária/hospedeiro suscetível. Existem inúmeros factores de risco associados à CCE. O baixo peso à nascença, o estatuto de minoria, o baixo nível socioeconómico e a transmissão de microrganismos de mãe para filho foram todos demonstrados em investigação epidemiológica. Um a doze por cento das crianças com menos de 6 anos nos países desenvolvidos sofrem de CEC.[17-18] A CCE em crianças tem sido atribuída a práticas de cuidados de saúde oral, alimentação e limpeza; consumo de alimentos cariogénicos e alimentação nocturna com biberão; práticas de escovagem irregulares e atraso no início da escovagem dos dentes. [19-21]

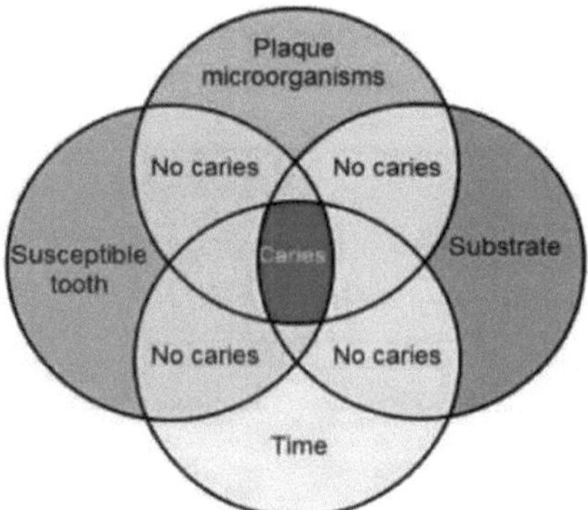

Fig 2:**Newburn -1982**

Avaliado em https://spacecoastimplantdoc.com/2018/10/18/dentistry-and-nutrition- part-1-teeth-caries-and-why-we-get-cavities/ [22]

Há uma série de variáveis adicionais que podem afetar a rapidez com que os dentes se deterioram, incluindo a qualidade e quantidade salivar, os padrões alimentares, a forma dos dentes, as características da superfície e as práticas de higiene oral. Uma cobertura macia chamada película de proteína, que muitas vezes não é detetável a olho nu, cobre a superfície dos dentes e alberga uma variedade de microrganismos da flora oral. O Streptococcus mutans e o Lactobacillus acidophilus são dois dos principais organismos que produzem ácido naturalmente. O ácido que estas bactérias criam começa a corroer a camada mais externa do esmalte dos dentes quando estão presentes hidratos de carbono fermentáveis. No entanto, a superfície remineraliza-se e calcifica-se continuamente porque os iões de cálcio e fosfato salivares estão sempre presentes. No entanto, se o ácido permanecer em contacto com o dente durante um longo período de tempo, começa por provocar uma desmineralização subsuperficial, ou seja, o amolecimento do dente. Esta perda mineral subsuperficial do esmalte manifesta-se como uma mancha branca ou estrias. À medida que a condição se agrava, há uma quebra na continuidade do esmalte, formando uma cavidade. [23]

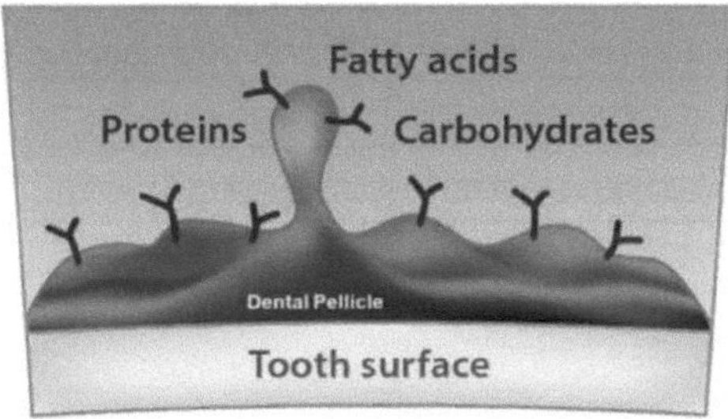

Fig 3:Superfície do dente coberta com película **(2023 Enax et al)** [24]

Foi estabelecido que a principal causa do desenvolvimento e progressão da cárie dentária é a duração da retenção dos hidratos de carbono fermentáveis nas cavidades orais. Certas coisas compostas por farinha de trigo refinada, como bolachas e bolos, aderem às superfícies oclusais, mastigatórias e interproximais dos dentes, fazendo com que permaneçam no local durante longos períodos de tempo. Este período de retenção prolongado dá às bactérias orais tempo suficiente para iniciar ou agravar a cárie dentária, decompondo a molécula de hidratos de carbono complexos em hidratos de carbono simples (sacarose). [23]

OUTROS FACTORES CONTRIBUTIVOS:

O caudal salivar, a capacidade de tamponamento - ou seja, a capacidade da saliva para neutralizar os ácidos e manter o pH - e a presença de certas moléculas e enzimas protectoras na saliva são factores adicionais que contribuem para o desenvolvimento da cárie dentária.[25] Além disso, o risco de cárie dentária de uma pessoa também pode ser determinado pela composição do seu esmalte, pelas suas características de superfície e pela localização dos seus dentes na arcada dentária. A predisposição genética para a cárie dentária em certos indivíduos e famílias também tem sido objeto de muita discussão, embora não haja provas sólidas.

CÁRIES RELACIONADAS COM MEDICAMENTOS:

Aparentemente, existe uma ligação entre o número elevado de cáries e o uso prolongado de xaropes e suspensões medicamentosas para crianças. O papel dos medicamentos na cárie dentária pediátrica foi discutido por Menezes et al. [26]

Estas formulações têm propriedades cariogénicas e acidogénicas.[27-28] Embora muitos pais saibam que o açúcar contribui para a deterioração dos dentes, muitas vezes só fazem esta ligação quando discutem o consumo de bolachas e rebuçados.

Muitas vezes, ignoram o açúcar adicionado escondido em muitos alimentos e bebidas, até mesmo em medicamentos líquidos para crianças.[29]

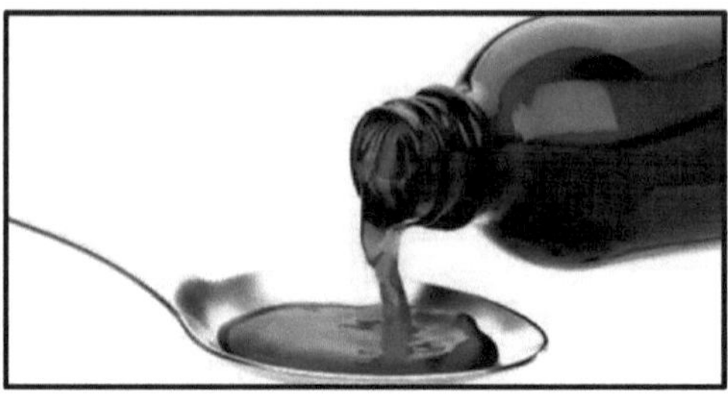

Fig 4: O xarope e as suspensões medicamentosas para crianças têm uma ligação com as cáries.

CARACTERÍSTICAS CLÍNICAS: A CCE é um tipo de cárie dentária que afecta os dentes primários dos bebés e crianças pequenas. Pode ser precoce, moderada ou tardia. Aparece em superfícies dentárias que muitas vezes não são tão susceptíveis à cárie, como as superfícies linguais e vestibulares dos molares maxilares e mandibulares, bem como as superfícies vestibulares dos incisivos maxilares. Quando a CEC aparece pela primeira vez, causa manchas brancas ou castanhas nos incisivos maxilares ao longo da margem gengival. Eventualmente, a coroa é completamente destruída, resultando em cotos de raiz.[30] Quando a cárie atinge um estado moderado, começa a afetar os molares superiores. Os dentes superiores são destruídos pelo processo de cárie, que depois progride para os molares inferiores na fase grave. Tentativas de classificar o CEC foram feitas com base na sua apresentação clínica.[31] Os padrões de cárie dentária "atípicos, progressivos, agudos ou desenfreados" estão associados a crianças diagnosticadas com cárie severa na primeira infância (S-ECC).[32] Podem ocorrer mais atrasos no desenvolvimento da articulação e dos padrões de fala da criança se a quantidade de danos exigir a extração dos dentes anteriores quando a criança tiver 2 ou 3 anos de idade. [33]

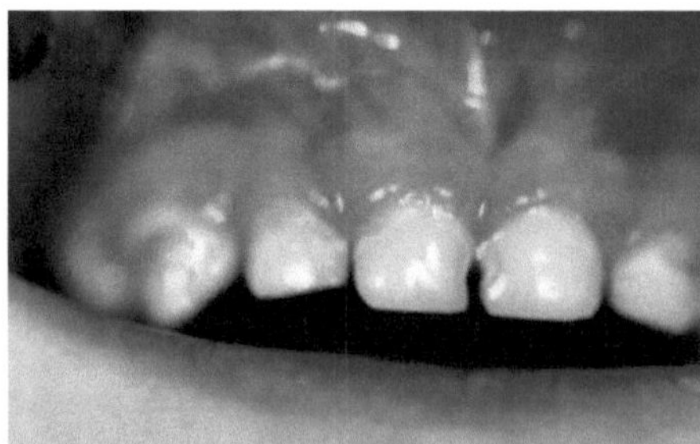

Fig 5: Padrão de cárie em dentes decíduos **(2015 Begzati et al)** [34]

GESTÃO:

Manter a dentição decídua da criança em bom estado de saúde é crucial para o seu bem-estar geral. A mastigação correcta, a estética, a fonética, a manutenção do espaço e a prevenção de hábitos anormais dependem da dentição primária. A cárie dentária só pode ser prevenida reduzindo a quantidade de placa dentária que se forma, alterando as bactérias que compõem essa placa e fazendo mudanças na dieta. As restaurações, o aconselhamento nutricional, o ensino aos pais sobre práticas alimentares promotoras de cáries, a prática de uma boa higiene dentária e a utilização de medicamentos preventivos como os fluoretos tópicos podem ajudar a travar a progressão da doença da cavidade do esmalte (CCE). [35]

O tratamento da cárie de esmalte (CEC) é dispendioso e envolve frequentemente um trabalho de restauração substancial e extracções precoces de dentes. Por vezes, é necessária uma sedação severa ou anestesia geral porque as crianças pequenas não são capazes de lidar com os longos processos terapêuticos.[36] Foi demonstrado que as SM mais cariogénicas são susceptíveis às acções antimicrobianas dos medicamentos de quimioterapia, como a iodopovidona e a clorhexidina.[37-38] A superfície do dente é protegida com uma camada de verniz de clorexidina.[39]

Além disso, os fluoretos encontrados na pasta de dentes com flúor, na água fluoretada, nos colutórios com flúor e no flúor tópico aplicado profissionalmente são muito bem sucedidos na prevenção de cáries dentárias, porque essencialmente param a perda de minerais dos dentes. As pastas de dentes com flúor demonstraram um impacto preventivo significativo nos dentes permanentes jovens.[40] Registou-se uma diminuição das cáries pediátricas quando os vernizes com flúor foram aplicados profissionalmente e quando os enxaguantes bucais com flúor foram utilizados sob supervisão.[41-42]

O fosfato de cálcio amorfo (ACP) é uma forma amorfa ou solúvel de cálcio e fosfato que pode ser preservada através da aplicação do péptido fosfórico de caseína (CPP). O esmalte e a dentina requerem cálcio e fosfato, que se combinam para produzir complexos extremamente insolúveis quando o CPP está presente. Os complexos CPP-ACP têm a capacidade de aumentar a remineralização do esmalte, aumentar a atividade do flúor e inibir a desmineralização dentária. Por conseguinte, a utilização de compostos à base de CPP e ACP ajuda a prevenir a cárie dentária.[43-44]

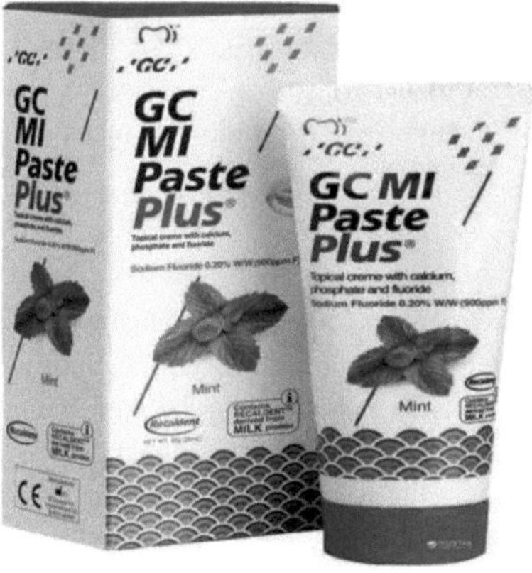

Fig. 6: Pasta com complexos CPP-ACP

MEDIDAS PREVENTIVAS

A educação pré-natal dos futuros pais deve ser o primeiro passo nos métodos de prevenção da cárie na primeira infância. Estes devem depois continuar com a mãe e a criança durante o período perinatal. A CCE relacionada com a gravidez nos bebés pode ser prevenida ou retardada com cuidados dentários adequados e práticas de higiene oral[45] . Durante as fases pré-natal e pós-natal, os pais também devem ser aconselhados a manter uma boa saúde dentária [46-47] . Deve ser implementada a educação dos pais e dos cuidadores relativamente às causas e à prevenção da CEC(48) . Além disso, os enfermeiros podem ajudar a prevenir o CCE em bebés, crianças pequenas e suas famílias. Podem também oferecer apoio e aconselhamento às crianças afectadas por esta doença(46) . De acordo com um modelo concetual multinível recentemente publicado, que tem em conta os efeitos da CCE nos indivíduos, famílias e comunidades, as mudanças sociais e comportamentais são cruciais para a prevenção desta doença oral(49) . Existem algumas provas de que a utilização de comprimidos ou suplementos probióticos mastigáveis pode ajudar a controlar a cárie dentária infantil. No entanto, a sua capacidade para travar a CCE ainda está a ser estudada[5051] .

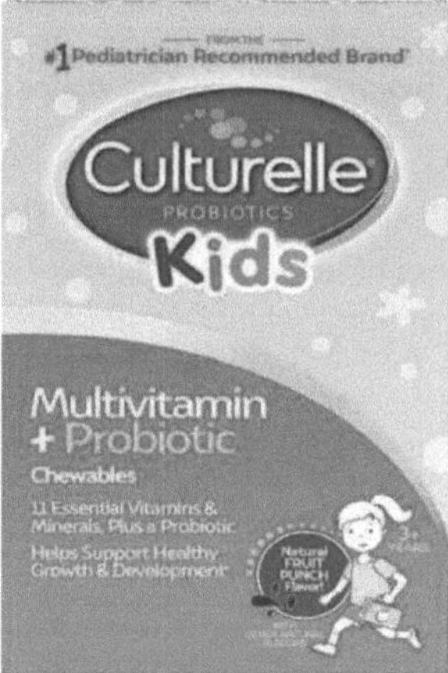

Fig. 7: Comprimidos probióticos mastigáveis

Recomendações gerais:

Seis a oito meses após o nascimento é quando a dentição principal normalmente irrompe. Uma vez que a cavidade oral é extremamente sensível, é melhor tocar suavemente na gengiva e na mucosa oral nas fases iniciais da vida de um bebé para o ajudar a habituar-se à limpeza dos dentes. Logo que surja o primeiro dente, os cuidadores devem limpar os dentes da criança durante, pelo menos, dois a três minutos, duas vezes por dia[52] . Para as crianças, a maioria dos dentistas aconselha a utilização de uma quantidade "do tamanho de uma ervilha" de pasta dentífrica com flúor, que normalmente não contém mais de 500 ppm de flúor[53] . Também podem ser utilizados géis com flúor. No entanto, é necessária uma avaliação dos potenciais efeitos negativos para resultados desfavoráveis como a fluorose[41] .

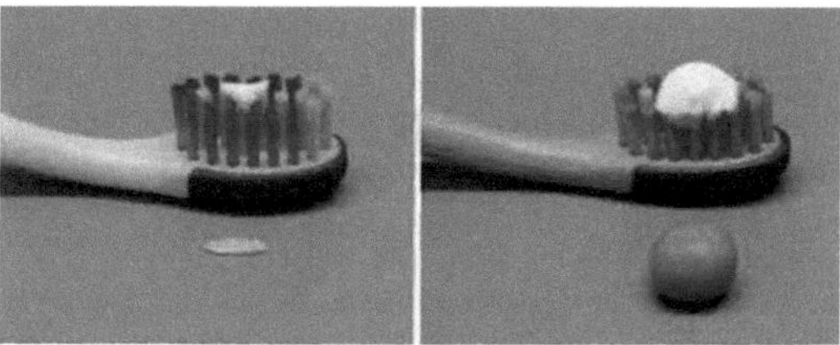

Fig 8: Utilizar uma quantidade de pasta de dentes do tamanho de uma ervilha

Conceitos biomiméticos e escovagem dos dentes para prevenir a CEC:

É do conhecimento geral que os fluoretos, em particular as pastas dentífricas fluoretadas, podem ser eficazes na prevenção do avanço das cáries dentárias[54] Mas apenas as pastas dentífricas com um mínimo de 1000 ppm (0,1%) de fluoreto podem mostrar uma redução média de 23% nas cáries quando comparadas com um placebo. As pastas dentífricas para crianças na Europa e noutras regiões do mundo não devem ter mais de 500 ppm (0,05%) de flúor[53,55]. Para reduzir a deglutição, as pastas dentífricas que contenham mais de 1000 ppm a 1500 ppm de flúor devem apresentar o aviso "Crianças com 6 anos ou menos: Utilizar uma quantidade do tamanho de uma ervilha para uma escovagem supervisionada". Consulte um dentista ou médico se consumir fluoreto de outras fontes[56] .

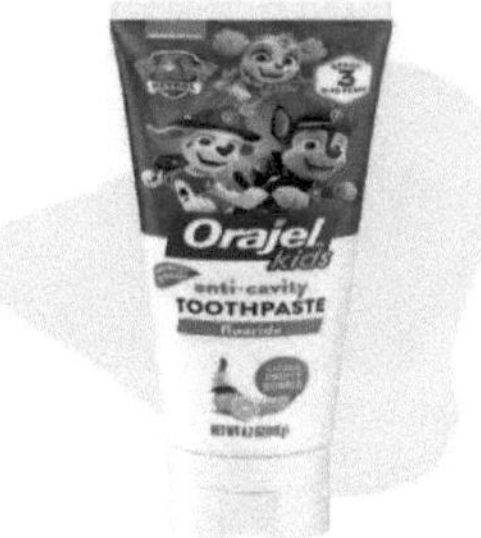

Fig 9: Pasta dentífrica fluoretada

Existem proibições e alertas comparáveis noutras nações. A acumulação de fluoreto de várias fontes e a utilização de pasta dentífrica fluoretada são as causas de um risco acrescido de fluorose dentária e esquelética[53] . Além disso, questiona-se se os fluoretos interagem com os ameloblastos e afectam negativamente a produção de esmalte(57,58).

Quando aplicados topicamente, os fluoretos actuam principalmente através da promoção da remineralização com iões de cálcio e fosfato derivados da saliva[59] .

São necessárias estratégias baseadas na biomimética para prevenir a cárie e, especificamente, a cárie precoce da infância (CEC) nas crianças. Estão atualmente disponíveis no mercado numerosos produtos bem estudados baseados em vários fosfatos de cálcio[60] . Os resultados mais promissores são demonstrados pela hidroxiapatite (HAP) [Ca5(PO4)3(OH)] e pelos fosfatos de cálcio amorfos [Cax(PO4)y-n H2O] estabilizados por proteínas de caseína (CPP-

ACP). Após um ensaio de 3 anos que demonstrou uma redução de novas lesões de cárie de até 56%, o HAP foi considerado particularmente eficiente na prevenção de CEC numa coorte de crianças japonesas[55,61] . O HAP microcristalino não é menos eficaz do que os fluoretos na prevenção de cáries clínicas, de acordo com um ensaio clínico aleatório e em dupla ocultação recentemente publicado[62] .

Para além de utilizarem a pasta de dentes recomendada, os doentes devem visitar o dentista regularmente - pelo menos uma vez por ano - e escovar os dentes sob supervisão ou assistência duas vezes por dia[63] . Dadas as suas capacidades motoras limitadas, as crianças muito pequenas devem escovar os dentes com escovas de dentes eléctricas ou escovas de dentes manuais concebidas especificamente para crianças pequenas, sempre sob a supervisão de um adulto[64] . Embora existam várias técnicas de escovagem disponíveis, aconselha-se a utilização da técnica de escovagem horizontal em conjunto com uma sessão de escovagem de 3 minutos para as crianças mais pequenas[65] . Para além de questionar os pais sobre a higiene oral dos seus filhos, os pediatras devem avaliar os níveis de flúor e a saúde dentária das crianças. Recomenda-se a substituição das escovas de dentes de três em três meses ou quando as cerdas se desgastam devido ao uso repetido(66).

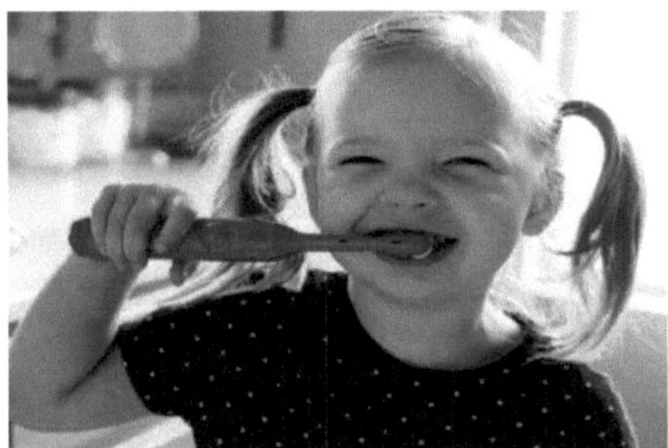

Fig. 10: Escovagem sob supervisão duas vezes por dia.

PREVALÊNCIA

GLOBAL:

2021 Abdelrahman analisou que A cárie precoce da infância conduz a um maior risco de novas lesões cariosas,[67] dor aguda e crónica,[68] hospitalizações e visitas às urgências,[69] atrasos no crescimento e desenvolvimento,[70,71] e diminuição da qualidade de vida das crianças pequenas e das suas famílias.[72,73] A cárie precoce da infância é evitável, mas afecta atualmente mais de 600 milhões de crianças em todo o mundo e continua, na sua maioria, sem tratamento.[74] No atual ambiente global de custos crescentes dos cuidados de saúde e de restrições de recursos, a prevalência da cárie precoce da infância é fundamental para que os países compreendam os recursos necessários para prevenir e prestar serviços para reduzir o peso da cárie infantil. Na viragem do século XXI, surpreendentemente, a epidemiologia da CEC não está totalmente definida.

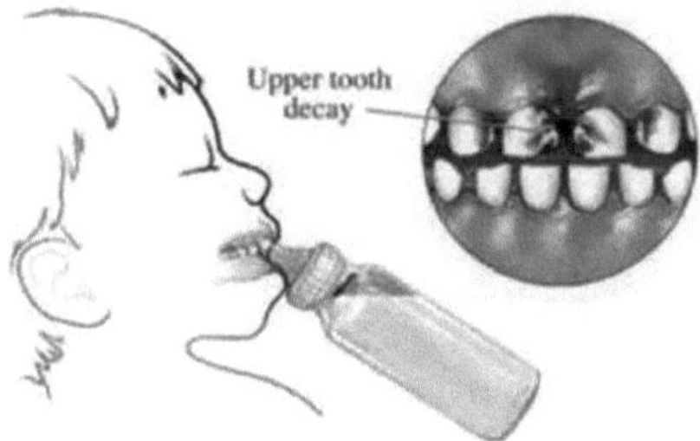

Fig. 11: Elevado nível de ECC em crianças alimentadas a biberão

2015 Olatosi et al[75] realizaram este estudo para determinar a prevalência da cárie precoce da infância (CEC) e a sua associação com a alimentação infantil e o comportamento relacionado com a saúde oral entre crianças em idade pré-escolar com 6-71 meses em Lagos. A prevalência de CCE entre 302 crianças com idades compreendidas entre os 6 e os 71 meses foi de 21,2%, enquanto o deft médio foi de 0,735. O CCE foi significativamente mais elevado nas crianças que eram alimentadas a biberão à noite. O método de limpeza dos dentes que não a utilização de pasta dentífrica fluoretada aumentou significativamente a prevalência de CCE. O aleitamento materno durante 3-6 meses mostrou uma prevalência de cárie significativamente menor. A cárie aumentou significativamente com a idade. Este estudo concluiu que a cárie na primeira infância é uma doença multifatorial em que a duração prolongada do aleitamento materno, a alimentação nocturna com biberão e a utilização de outros métodos de limpeza que não a pasta de dentes fluoretada são factores de risco para a CCE. Os programas de promoção da saúde oral devem ser dirigidos às mães, pediatras, enfermeiros, prestadores de cuidados em creches e profissionais de saúde dos cuidados primários.

2018 Tantawi et al[76] realizaram este estudo para avaliar a relação entre o sistema de cuidados de saúde e os factores económicos e a disponibilidade e prevalência de dados sobre cáries na primeira infância (CCE). Estimaram dados de CCE para 193 países das Nações Unidas a partir de estudos publicados entre 2007 e 2017 e obtiveram outras variáveis das bases de dados da Organização Mundial de Saúde e do Banco Mundial. Avaliaram a associação com a disponibilidade de dados de CEC por meio de regressão logística e com a prevalência de CEC por meio de regressão linear. Foram incluídas 190 publicações de 88 (45,6%) países. A prevalência média de CEC foi de 23,8% e 57,3% em crianças com menos de 36 meses e crianças com idades compreendidas entre os 36 e os 71 meses, respetivamente. Concluiu-se que os países com mais médicos e mais dentistas tinham maior probabilidade de ter dados sobre CEC. Entre os que dispunham de dados, os países com maior crescimento económico apresentavam maior prevalência de CEC.

2021 Abdelrahman et al[77] revisaram este estudo para identificar variações e lacunas de pesquisa na prevalência de cárie na primeira infância (ECC) nos países e na comunidade global, mapeando as evidências atuais. Eles realizaram uma pesquisa bibliográfica no PubMed/MEDLINE e Web of Science para identificar estudos epidemiológicos revisados por pares em inglês publicados de janeiro de 1999 a janeiro de 2019. Eles classificaram os resultados por idade das crianças e países com base no status econômico. De 915 estudos, 59 estudos preencheram os critérios de inclusão. O número mais significativo de relatórios foi dos EUA, Brasil e Índia. Os intervalos de prevalência (1-96%) entre os estudos foram grandes. Os valores medianos mais elevados da prevalência de cárie na primeira infância foram encontrados nos estudos da Coreia do Sul (54%) para crianças <3 anos de idade e da Bósnia (81%) para crianças 3-6 anos de idade. Não foram encontradas diferenças aparentes na prevalência de CCE em países desenvolvidos e em desenvolvimento.

Concluíram que esta revisão do mapeamento reflecte os intervalos e valores medianos do CEC a nível mundial. Em geral, a prevalência de CEC registada na maioria dos países é muito elevada. Não foi encontrada nenhuma diferença aparente na prevalência de CEC em países desenvolvidos e em desenvolvimento. Os intervalos de prevalência de CEC registados, bem como a heterogeneidade e as questões metodológicas, dificultam as comparações entre estudos a nível mundial. Por exemplo, a variação da prevalência de cárie para crianças de 1 ano de idade foi entre 1% e 96%, derivada de relatórios dos Estados Unidos e do Brasil, respetivamente; para crianças de 2 anos de idade, a variação foi de 6-88%, derivada da Nigéria e do Brasil, respetivamente; para crianças de 3 anos de idade, a variação foi de 4-80%, derivada dos Estados Unidos e de Salvador, respetivamente; para crianças de 4 anos de idade, a variação foi de 12-80%, derivada da França e de Salvador, respetivamente; e para crianças de 5 anos de idade, a variação foi de 21-97%, derivada da Nigéria e de Salvador, respetivamente.

QUADRO 1: Intervalos de prevalência de cáries (%) registados entre diferentes grupos etários em países desenvolvidos e em desenvolvimento **(2021 Abdelrahman et al)** [77]

Países desenvolvidos			Países em desenvolvimento		
País	Idade específica	CCE intervalo de prevalência (%)	País	Idade específica	CCE intervalo de prevalência (%)
EUA	1 ano	1-21	Índia	1 ano/o	8
	2 anos	6-44		2 anos	31-39
	3 anos	4-61		3 anos	8-46
	4 anos	29-70		4 anos	15-51
	5 anos	27-75		5 anos	24-61
Japão	1 ano	3-5	Brasil	1 ano	2-96
	2 anos	21-23		2 anos	15-88
	3 anos	21-65		3 anos	33-76
				4 anos	44-59
				5 anos	63-70
Canadá	1 ano	30-47	China	2 anos	28
	2 anos	55-56		3 anos	44-57
	3 anos	67-78		4 anos	53-72
	4 anos	75-78		5 anos	62-85
	5 anos	78-84			
Lituânia	3 anos	51	Nigéria	1 ano	3
	4 anos	71-82		2 anos	6-27
	5 anos	85-90		3 anos	23-30
				4 anos	31-39
				5 anos	21-35
Itália	2 anos	80	Jordânia	1 ano	13
	3 anos	15		2 anos	21

	4 anos	25		3 anos	34
	5 anos	32		4 anos	52
Bulgária	1 ano	21	Turquia	2 anos	9
	2 anos	40		3 anos	22-40
	3 anos	56		4 anos	40-50
				5 anos	69
Bélgica	3 anos	22	Taiwan	1 ano	0
	5 anos	41		2 anos	9
				3 anos	58
				4 anos	77
				5 anos	91
Dinamarca	3 y/o-(1)	5	Coreia do Sul	1 ano	44
				2 anos	64
				3 anos	79
				4 anos	91
França	4 anos	12	Israel	1 ano	0
				2 anos	3
Áustria	5 anos	43	El Salvador	1 ano/o	10
				2 anos	40
				3 anos	80
				4 anos	80
				5 anos	97
			Sudão	3 anos	46
				4 anos	52
				5 anos	56
			Chile	2 anos	20

				4 anos	53
			Albânia	5 anos	84
			Arábia Saudita	5 anos	75
			Laos	3 anos	82
			Tanzânia	2 anos	2
				3 anos	12
			Uganda	2 anos	12
				3 anos	54
			Bósnia/Herzeg	3 anos	59
				4 anos	86
				5 anos	98

2021 AlMarshad et al[(78)] realizaram este estudo para determinar a prevalência da cárie precoce da infância (CEC) e investigar o efeito dos factores de risco associados na prevalência da CEC em crianças em idade pré-escolar em Riade, na Arábia Saudita. Este estudo transversal incluiu crianças pré-escolares sauditas com idades compreendidas entre os 36 e os 71 meses. As crianças foram examinadas oralmente quanto a cáries dentárias, higiene oral e deposição de placa bacteriana. Foi examinado um total de 383 crianças. A prevalência de CCE foi de 72,6%, com um valor médio de dentes cariados, perdidos e obturados (dmft) de 4,13 e um valor médio de superfícies cariadas, perdidas e obturadas (dmfs) de 7,0.

As crianças de escolas do norte de Riade e as de pais com empregos profissionais eram menos susceptíveis de ter CCE. As crianças com um historial de alimentação nocturna e má higiene oral tinham maior probabilidade de ter CCE. A prevalência de CCE em crianças em idade pré-escolar em Riade é elevada e afetada por factores socioeconómicos dos pais, práticas de alimentação infantil e estado de higiene oral das crianças.
2021 Severino et al[(79)] realizaram este estudo epidemiológico com o objetivo de conhecer a prevalência da Cárie Precoce da Infância na população pediátrica italiana, com idades até aos 71 meses, e avaliaram alguns determinantes que foram ilustrados neste estudo, de modo a adotar cuidados preventivos e intervir o mais cedo possível para limitar o desenvolvimento desta doença. A amostra foi constituída por 76 crianças com idades até aos 71 meses, examinadas na Clínica de Odontopediatria da Universidade de l'Aquila. Os pais foram informados da investigação que estava a decorrer. No final do estudo, foi administrado um questionário padronizado.

O questionário, dividido em duas partes, primeira parte: Dados gerais da criança e o historial médico da mãe e do pai; Segunda parte: A idade e o sexo da criança, o tipo e a duração do aleitamento materno, o uso de chupetas açucaradas, a higiene oral e a frequência do consumo de bebidas e alimentos açucarados, identificando a idade de início. Após a avaliação do dmft de cada criança, 40,79% da população da amostra era afetada por CCE; 57,89% das crianças usavam chupeta e 13,16% delas tinham ou tinham usado chupeta com mel.

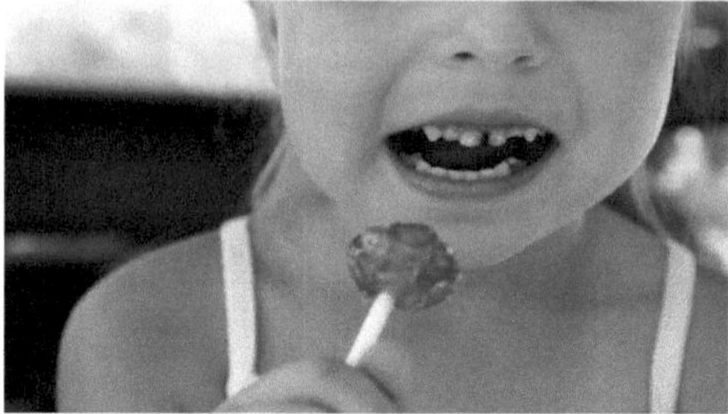

Fig. 12: O consumo elevado de alimentos e bebidas ricos em açúcar está altamente associado à incidência de CEC.

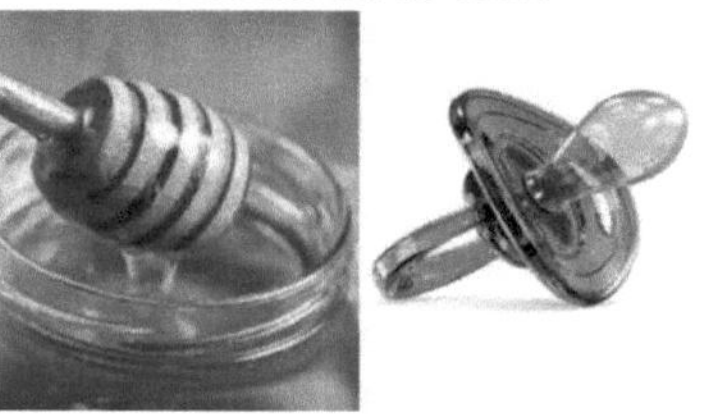

Fig. 13: Chupetas mergulhadas em mel aumentam o risco de cáries.

Os dados foram recolhidos durante um período de cerca de 12 meses. Concluíram que o CEC é uma doença multifatorial em que os hábitos alimentares desempenham um papel muito importante. Uma dieta desde a infância caracterizada por um elevado consumo de alimentos e bebidas ricos em açúcar está altamente associada à incidência de CCE em anos posteriores.

NA ÍNDIA: Análise sistémica

2018 Ganesh et al[(80)] analisou a literatura nacional para documentar a prevalência de cáries na primeira infância. Incluiu 54 estudos. Foram investigados estudos que avaliaram a prevalência da Cárie Precoce da Infância (CPI) na população indiana. O método em avaliação foi a utilização de um índice de experiência de cárie para calcular a prevalência de CCE.

Foi efectuada uma extensa pesquisa bibliográfica nas seguintes bases de dados: PubMed, IndMED e Cochrane até junho de 2016. Uma pesquisa bibliográfica sistemática produziu 503 publicações nas várias bases de dados pesquisadas.

Com base nos critérios de inclusão e exclusão, o número final de estudos incluídos foi de 54. Entre os estudos incluídos, 19 estudos foram efectuados no Estado de Karnataka. A análise de todos os estudos incluídos revelou que a prevalência global de CEC na Índia era de 49,6%. Verificou-se que Andhra Pradesh tinha a prevalência mais elevada de CEC, com 63%, e a prevalência mais baixa foi registada em Sikkim (41,92%). Punjab tinha 48,64%, Himachal

Pradesh tinha 44,6%, Haryana tinha 48,86%, Uttar Pradesh tinha 49,94%, Assam tinha 43,40%, Bengala Ocidental tinha 50,37%, Maharashtra tinha 49,63%, Odissha tinha 55,2%, Karnataka tinha 48,79%, Tamil Nadu tinha 55,73%, Kerala tinha 51,42%, Pondichery tinha 44,2%.

Fig. 14: Prevalência do CEC na Índia em função do Estado (**2018 Ganesh et al**):

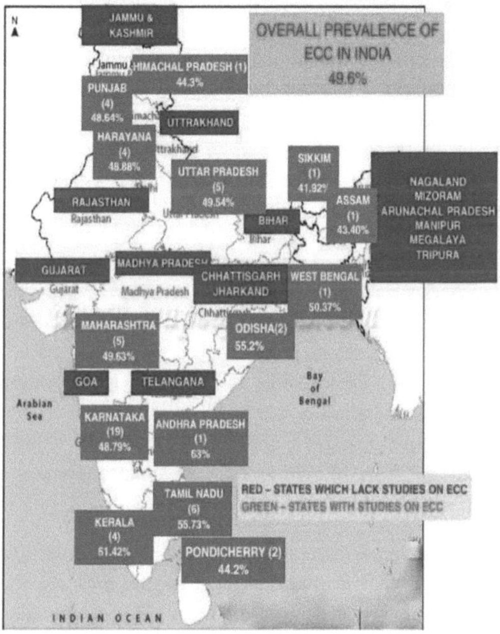

PREVALÊNCIA GLOBAL POR ESTADO:

2015 Sachdeva et al(81) realizaram este estudo para avaliar o estado da cárie dentária na dentição primária e calcular dados para o planeamento de programas de antecipação em crianças com menos de 5 anos de idade. O estudo foi realizado em crianças que frequentavam o departamento ambulatório de pedodontia, JCD Dental College, Sirsa, Haryana (Índia), de abril a dezembro de 2014. Este estudo consistiu em 576 crianças de ambos os sexos (311 do sexo masculino e 265 do sexo feminino) até aos 5 anos de idade. Para avaliar a prevalência de lesões de cárie cavitadas, foi utilizado o proforma do estado da dentição e do tratamento (OMS, 1997). 33,85% das crianças da população em estudo apresentavam lesões cariosas cavitadas. A prevalência média de lesões cariosas cavitadas na dentição decídua foi de 33,85%. O aumento da incidência de lesões cariosas cavitadas mostra que é necessário implementar programas de sensibilização para a saúde dentária e que são necessárias modificações nos tipos de alimentos consumidos para eliminar a causa da cárie.

2015 Stepehen et al(82) realizaram este estudo transversal para avaliar a prevalência de CCE em crianças em idade pré-escolar com idades compreendidas entre os 18 e os 72 meses e a sua relação com a educação dos pais e o estatuto socioeconómico da família. O estudo foi realizado com 2771 crianças seleccionadas aleatoriamente, com idades compreendidas entre os 18 e os 72 meses, que frequentavam infantários e escolas primárias em zonas urbanas, semi-urbanas e rurais de Salem, Tamil Nadu. Foi utilizado um questionário modificado de Winter et al. e um proforma para recolher informações sobre cada criança. Concluíram que a prevalência de CCE em Salem era de 16%, com um dfs médio de 5,23 ± 1. A prevalência era elevada entre as crianças do grupo de baixo estatuto socioeconómico e os filhos de mães trabalhadoras, com um dfs médio de 10,47.

2015 Kuriakose et al(83) realizaram este estudo transversal para determinar a prevalência e os factores de risco associados à CCE entre crianças em idade pré-escolar residentes em zonas rurais e urbanas do distrito de Trivandrum, em Kerala. Foi selecionada aleatoriamente uma amostra de 1329 crianças em idade pré-escolar com menos de 60 meses de idade das zonas rurais e urbanas de Trivandrum, tendo sido registados os índices de dentes cariados e obturados. Um questionário padronizado foi distribuído aos pais. A prevalência de CEC na amostra estudada foi de 54%. Obteve-se uma associação positiva entre a CCE e a idade da criança, o local de residência, os hábitos alimentares e os hábitos de higiene oral. Concluiu-se que existe uma necessidade urgente de implementar programas de saúde oral preventivos e curativos para crianças em idade pré-escolar em áreas rurais e urbanas.

2016 Koya et al(84) descobriram a prevalência de cáries na primeira infância (CCE) e os seus factores de risco em crianças do distrito de West Godavari, Andhra Pradesh. Uma amostra de 1897 crianças entre os 24 e os 71 meses de idade, com base numa amostragem aleatória estratificada por grupos, foi examinada clinicamente para detetar cáries dentárias utilizando um espelho bucal à luz do dia. Os pais/cuidadores de cada criança foram entrevistados através de um questionário estruturado. De um total de 1897 crianças, 796 foram afectadas por CCE, o que revela uma prevalência global de 41,9%. Observou-se uma maior prevalência de CCE e a maioria dos dentes não foi restaurada. 417 crianças do grupo de dieta cariogénica (99,8%) e 379 (25,6%) do grupo de dieta não cariogénica foram afectadas com CCE, revelando uma correlação positiva significativa entre CCE e consumo de dieta cariogénica ($p<0,0001$)

GRÁFICO 1 DIETA E ECC

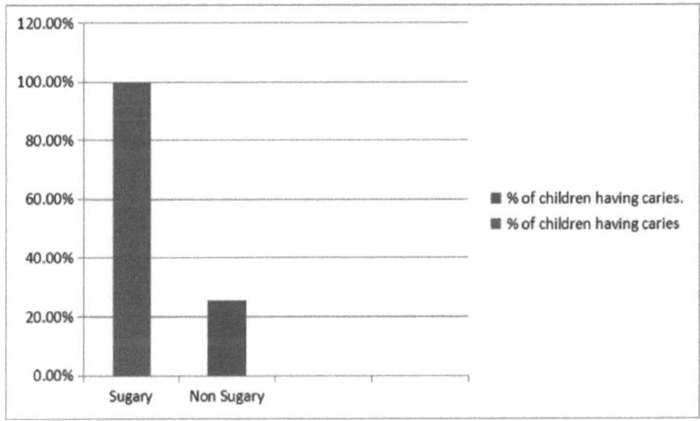

2016 Shilpashree et al[85] realizaram este estudo descritivo transversal para prever os factores de risco para a ocorrência de CEC em crianças com idades compreendidas entre os 3 e os 6 anos dos centros Anganwadi. Este estudo consistiu em 3009 crianças com idades entre os 3 e os 6 anos que frequentavam os centros Anganwadi de Bangalore Sul. Obteve-se a informação necessária e relevante sobre práticas alimentares e práticas de higiene oral. A prevalência de CEC foi de 31,4%, sendo a média de dentes cariados, perdidos e obturados (CPOD) da população estudada de $1,15 \pm 2,28$. O hábito de dar biberões durante a noite, entre as refeições e os lanches foram os factores de risco para as cáries neste estudo. Este estudo fornece uma visão sobre os factores de risco envolvidos na previsão de CCE em crianças.

2018 Jain et al[86] realizaram este estudo transversal entre 200 crianças em idade pré-escolar da cidade de Karad, na parte ocidental de Maharashtra, para avaliar a prevalência de cáries dentárias entre as crianças em idade pré-escolar e para avaliar os factores que afectam o desenvolvimento de cáries dentárias. Foram avaliados vários factores a nível da criança, dos pais, das atitudes e da família, bem como variáveis clínicas. Foi observada uma elevada prevalência de cáries de 87,5% na amostra do estudo. Concluíram que existia uma relação forte e consistente entre os hábitos de petiscar e a prevalência de cáries dentárias entre as crianças em idade pré-escolar da cidade de Karad. É necessário sensibilizar os prestadores de cuidados para o papel dos lanches frequentes na cárie dentária.

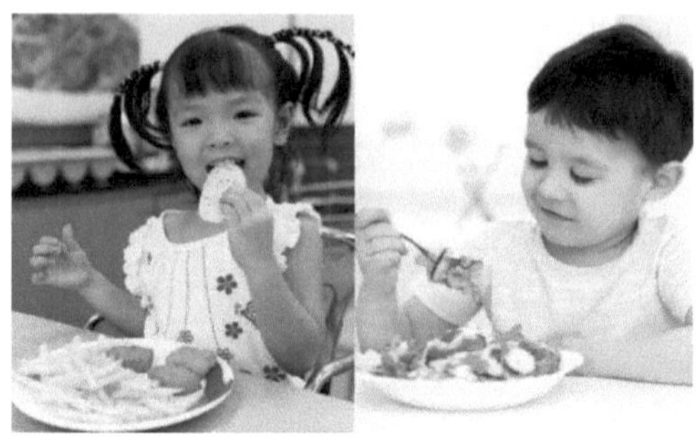

Fig. 15: Papel da ingestão frequente de snacks na cárie dentária.

2019 Nagarajappa et al(87) realizaram este estudo para avaliar a prevalência de cáries na primeira infância (CCE) em crianças em idade pré-escolar da cidade de Bhubaneswar e para determinar a sua relação com as práticas alimentares e o estatuto socioeconómico da família. Trata-se de um estudo descritivo transversal realizado em 320 crianças em idade pré-escolar, com idades compreendidas entre os 3 e os 6 anos, de pré-escolas de Bhubaneswar seleccionadas aleatoriamente. Os pais preencheram um questionário estruturado para cada criança. O exame clínico incluiu o registo de cáries dentárias (dmft) segundo os critérios da OMS. A prevalência de CEC foi de 37,2%, e o dmft médio foi de 2,40±1,86. Os autores concluíram que a CCE é um grave problema de saúde pública nesta população que requer esforços consideráveis de deteção e tratamento precoces, juntamente com estratégias preventivas bem-sucedidas para diminuir a mesma.

2021 Pandey et al(88) mapearam geograficamente a distribuição espacial do risco de cárie em crianças em idade pré-escolar de Lucknow e identificaram factores predisponentes associados. Foi efectuado um estudo transversal entre 1000 crianças em idade pré-escolar (3-5 anos de idade) que frequentavam o departamento de pediatria, ambulatório de uma faculdade de medicina em Lucknow, Uttar Pradesh. As crianças foram inscritas através de uma amostragem aleatória sistemática. Cada criança foi geo-codificada em relação à sua residência, examinada clinicamente para detetar cáries dentárias e foi-lhe atribuída uma pontuação do índice de dentes cariados e perdidos (DMFT). Foi utilizado um questionário pré-testado para recolher dados sócio-demográficos. A prevalência da cárie foi geo-mapeada usando códigos de cores. A prevalência de cáries foi de 76%. 10% das crianças tinham uma pontuação no índice DMFT de 4 e mais.

Distribuição da pontuação do CPOD entre os participantes do estudo. Apenas 10% das crianças tinham uma pontuação do CPOD de 4 e mais (apenas 1% das crianças tinha uma pontuação de 6). Cerca de 50% das crianças tinham uma pontuação do CPOD inferior a 1 e cerca de um quarto das crianças tinha uma pontuação de 0.

GRÁFICO 2 DISTRIBUIÇÃO DA PONTUAÇÃO DMFT

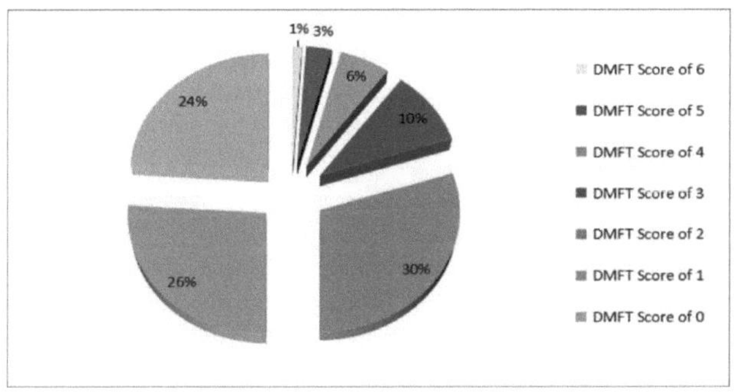

Foi observada uma diferença significativa na distribuição da pontuação do CPOD para o género, níveis de rendimento e entre bairros. Os bairros mais próximos do centro do distrito de Lucknow tinham uma maior prevalência de cáries. Concluiu que o mapeamento geográfico da prevalência de cáries dá uma visão rápida de áreas específicas vulneráveis às cáries e ajuda a prestar serviços específicos à medida.

GRÁFICO 3 DISTRIBUIÇÃO DA MÉDIA DA PONTUAÇÃO DO DMFT PELAS DIFERENTES ZONAS DA ZONA 6, DISTRITO DE LUCKNOW (2021 Pandey et al)[88]

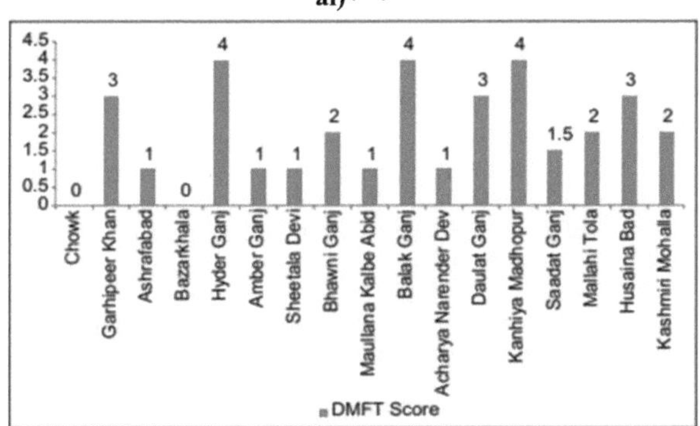

2023 Chevvuri et al[89] realizaram este estudo para avaliar a prevalência e os factores determinantes da CEC entre as crianças inscritas nos centros Anganwadi da cidade de Bhilai, em Chhattisgarh. Este estudo descritivo transversal foi realizado em 360 crianças inscritas no Anganwadi de Bhilai. Foi efectuado um exame oral e os resultados foram registados em "dmft" utilizando o formulário de avaliação da saúde oral da OMS para crianças de 2013. O conhecimento, a atitude e a prática das mães foram determinados por um questionário curto pré-testado de 10 itens, administrado por profissionais, com um alfa de Cronbach de 0,86. A prevalência de CCE foi de 25,83%, dos quais 13,33% em rapazes e 12,50% em raparigas. Os filhos de mães com escolaridade média apresentam 35,48% de CCE, seguidos dos filhos com escolaridade média e primária, ou seja, 24,73 e 23,66, respetivamente. As mães que ajudaram as crianças a escovar os dentes têm uma menor prevalência de CCE (8,15%) do que as que não ajudaram (17,8%) (P = 0,044), o que torna necessário realizar campanhas de rastreio regulares/periódicas para as crianças, implementar programas institucionais de prevenção e encaminhar as crianças para centros de saúde secundários/terciários.

GÉNERO:

2015 Sachdeva et al[81] realizaram este estudo para avaliar o estado da cárie dentária na dentição primária e calcular dados para o planeamento de programas de antecipação em crianças com menos de 5 anos de idade. O estudo foi realizado em crianças que frequentavam o departamento ambulatório de pedodontia, JCD Dental College, Sirsa, Haryana (Índia), de abril a dezembro de 2014. Este estudo consistiu em 576 crianças de ambos os sexos (311 do sexo masculino e 265 do sexo feminino) até aos 5 anos de idade. Para avaliar a prevalência de lesões de cárie cavitadas, foi utilizado o proforma do estado da dentição e do tratamento (OMS, 1997). 33,85% das crianças da população em estudo apresentavam lesões cariosas cavitadas. A prevalência média de lesões cariosas cavitadas na dentição decídua foi de 33,85%. O aumento da incidência de lesões cariosas cavitadas mostra que é necessário implementar programas de sensibilização para a saúde dentária e que são necessárias modificações nos tipos de alimentos consumidos para eliminar a causa da cárie. Mas, estatisticamente, não foi significativo (P = 0,35)

GRÁFICO 4 PREVALÊNCIA DE LESÕES CARIOSAS CAVITADAS

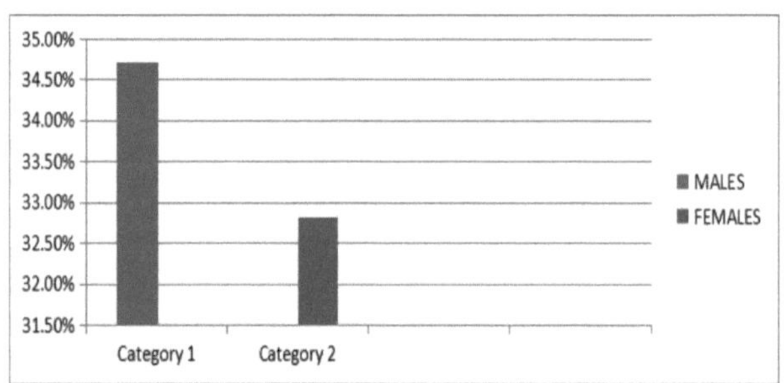

2016 Koya et al[84] descobriram a prevalência de cáries na primeira infância (CCE) e os seus factores de risco em crianças do distrito de West Godavari, Andhra Pradesh. Uma amostra de 1897 crianças entre os 24 e os 71 meses de idade, com base numa amostragem aleatória estratificada por grupos, foi examinada clinicamente para detetar cáries dentárias utilizando um espelho bucal à luz do dia. Os pais/cuidadores de cada criança foram entrevistados através de um questionário estruturado. De um total de 1897 crianças, 796 foram afectadas por CCE, o que revela uma prevalência global de 41,9%. Observou-se uma maior prevalência de CCE e a maioria dos dentes não foi restaurada.

2019 Sharma K et al[90] realizaram este estudo transversal para investigar a prevalência e os factores de risco conexos da cárie precoce da infância (CEC) em crianças em idade pré-escolar do distrito de Mandi, Himachal Pradesh, Índia. Foi selecionada uma amostra total de 2859 crianças com idades compreendidas entre os 2 e os 6 anos de várias partes do distrito de Mandi. Foi registada a situação da cárie dentária e a pontuação do índice de dentes cariados, perdidos e obturados (DMFT). Os resultados mostraram que a CCE aumentou significativamente com a idade. Os rapazes apresentaram uma prevalência de cárie significativamente mais elevada (63,2%) em comparação com as raparigas (46%). Os rapazes apresentaram uma pontuação média mais elevada no CPOD. As crianças que pertenciam a um grupo socioeconómico baixo apresentaram uma maior prevalência de cáries e uma pontuação média no CPOD. As crianças com idades compreendidas entre os 3 e os 6 anos que escovavam os dentes duas vezes por dia apresentavam a menor prevalência de cáries dentárias, bem como a pontuação do CPOD, quando comparadas com as crianças que escovavam uma vez ou não escovavam. Concluiu que a identificação precoce de uma má higiene oral e de hábitos alimentares inadequados deve ser considerada na promoção preventiva da saúde em comunidades de baixo nível socioeconómico do distrito de Mandi, Himachal Pradesh.

EM TERMOS DE ESCALA/MÉTODO:

2015 Sachdeva et al[81] realizaram este estudo para avaliar o estado da cárie dentária na dentição primária e calcular dados para o planeamento de programas de antecipação em crianças com menos de 5 anos de idade. O estudo foi realizado em crianças que frequentavam o departamento ambulatório de pedodontia, JCD Dental College, Sirsa, Haryana (Índia), de abril a dezembro de 2014. Este estudo consistiu em 576 crianças de ambos os sexos (311 do sexo masculino e 265 do sexo feminino) até aos 5 anos de idade. Para avaliar a prevalência de lesões de cárie cavitadas, foi utilizado o proforma do estado da dentição e do tratamento (OMS, 1997). 33,85% das crianças da população em estudo apresentavam lesões cariosas cavitadas. A prevalência média de lesões cariosas cavitadas na dentição decídua foi de 33,85%. O aumento da incidência de lesões cariosas cavitadas mostra que é necessário implementar programas de sensibilização para a saúde dentária e que são necessárias modificações nos tipos de alimentos consumidos para eliminar a causa da cárie.

2019 Sharma K et al[90] realizaram este estudo transversal para investigar a prevalência e os factores de risco conexos da cárie precoce da infância (CEC) em crianças em idade pré-escolar do distrito de Mandi, Himachal Pradesh, Índia. Foi selecionada uma amostra total de 2859 crianças com idades compreendidas entre os 2 e os 6 anos de várias partes do distrito de Mandi. Foi registada a situação da cárie dentária e a pontuação do índice de dentes cariados, perdidos e obturados (DMFT). Os resultados mostraram que a CCE aumentou significativamente com a idade. Os rapazes apresentaram uma prevalência de cárie significativamente mais elevada (63,2%) em comparação com as raparigas (46%). Os rapazes apresentaram uma pontuação média mais elevada no CPOD. As crianças que pertenciam a um grupo socioeconómico baixo apresentaram uma maior prevalência de cáries e uma pontuação média no CPOD. As crianças com idades compreendidas entre os 3 e os 6 anos que escovavam os dentes duas vezes por dia apresentavam a menor prevalência de cáries dentárias, bem como a pontuação do CPOD, quando comparadas com as crianças que escovavam uma vez ou não escovavam. Concluiu que a identificação precoce de uma má higiene oral e de hábitos alimentares inadequados deve ser considerada na promoção preventiva da saúde em comunidades de baixo nível socioeconómico do distrito de Mandi, Himachal Pradesh.

2022 Bilal et al[91] estudaram a prevalência e as sequelas clínicas das cáries na primeira infância no distrito de Ambala, Haryana. Este estudo transversal foi realizado em 1 474 crianças com idades compreendidas entre os 36 e os 71 meses de idade, provenientes de centros anganwadi ou pré-escolas seleccionados aleatoriamente. O exame clínico foi efectuado por um único investigador principal treinado e calibrado e os dados foram registados num formato de registo auto-estruturado. A avaliação da cárie foi efectuada utilizando o International Caries Detection and Assessment system-II [ICDAS -II] e o Pulpal Involvement, Ulceration, Fistula and Abscess [pufa/PUFA] Index, respetivamente. Os valores posteriores de dentes cariados, perdidos e obturados [dmft] foram deduzidos dos códigos ICDAS para comparação com os índices conhecidos. A prevalência de CEC foi de 65,5% e 38,2%. A prevalência de sequelas clínicas foi de 16,5%. A prevalência de cárie dentária aumentou com o aumento da idade, e a diferença foi estatisticamente significativa. O estudo concluiu que a elevada prevalência de cárie dentária neste grupo etário mais jovem sugere a necessidade de criar estratégias de prevenção da cárie na primeira infância e de promoção da saúde oral que incluam conselhos de apoio e práticos para os pais e prestadores de cuidados de crianças em idade pré-escolar e anganwadi.

POR ZONA (URBANA/RURAL):

2015 Kuriakose et al[83] realizaram este estudo transversal para determinar a prevalência e os factores de risco associados à CCE entre crianças em idade pré-escolar residentes em zonas rurais e urbanas do distrito de Trivandrum, em Kerala. Foi selecionada aleatoriamente uma amostra de 1329 crianças em idade pré-escolar com menos de 60 meses de idade das zonas rurais e urbanas de Trivandrum e foram registados os índices de dentes cariados e obturados.

Foi distribuído um questionário padronizado aos pais. A prevalência de CEC na amostra estudada foi de 54%. Obteve-se uma associação positiva entre o CCE e a idade da criança, o local de residência, os hábitos alimentares e os hábitos de higiene oral. Concluiu-se que existe uma necessidade urgente de implementar programas de saúde oral preventivos e curativos para crianças em idade pré-escolar em áreas rurais e urbanas.

2023 Kalita et al[92] estudaram a prevalência de cáries dentárias entre crianças de 2 a 5 anos de idade no distrito de Kamrup, em Assam, com referência ao aleitamento materno e variáveis associadas. Neste estudo transversal de base comunitária, foram examinadas 1439 crianças de 15 alas de Kamrup Metro e de quatro blocos escolhidos aleatoriamente de Kamrup Rural. As crianças foram examinadas para avaliar o índice médio de dentes decíduos cariados/preenchidos (dmft), e um questionário validado auto-administrado foi dado às mães para recolher dados sobre a prática do início do aleitamento materno, a sua duração e os hábitos de higiene dentária. A prevalência de cárie dentária foi maior nas áreas urbanas

(54,6%) do que nas áreas rurais (45,4%). A frequência de utilização de pasta de dentes foi a mais elevada entre os materiais de limpeza dentária. Foi observada uma diferença significativa na prevalência de cárie entre as crianças que escovavam os dentes duas vezes por dia e as que não escovavam. A diferença foi significativa na média de dmft das crianças da classe socioeconômica alta em relação às demais classes. Também foi observada diferença significativa entre a duração do aleitamento materno, aleitamento materno exclusivo e não exclusivo, tempo de início do aleitamento materno em até 12 horas e alimentação alternativa com a prevalência de cárie. Concluiu que a cárie dentária era mais elevada nas localidades urbanas e nas classes socioeconómicas superiores. O início e a duração do aleitamento materno podem desempenhar um papel importante na causa da cárie dentária. Não foi encontrada associação significativa entre colostro, alimentação pré-lactea e prevalência de cárie.

GRÁFICO 5 :FREQUÊNCIA DE ESCOVAGEM, PREVALÊNCIA DE CÁRIES E DMFT MÉDIO. (2023 KALITA ET AL)[92] .

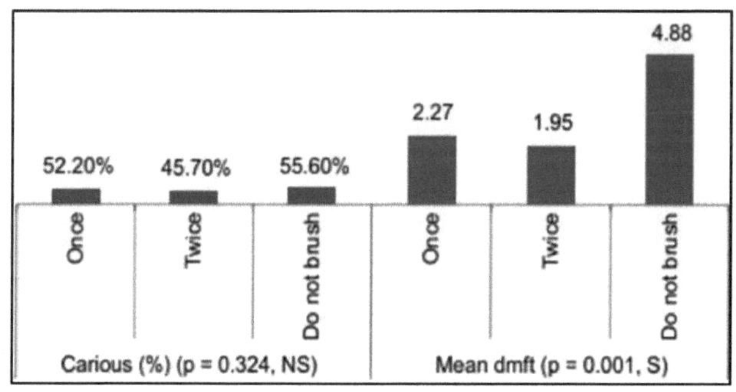

IDADE:

2019 Sharma K et al[90] realizaram este estudo transversal para investigar a prevalência e os factores de risco conexos da cárie precoce da infância (CEC) em crianças em idade pré-escolar do distrito de Mandi, Himachal Pradesh, Índia. Foi selecionada uma amostra total de 2859 crianças com idades compreendidas entre os 2 e os 6 anos de várias partes do distrito de Mandi. Foi registada a situação da cárie dentária e a pontuação do índice de dentes cariados, perdidos e obturados (DMFT). Os resultados mostraram que a CCE aumentou significativamente com a idade. Os rapazes apresentaram uma prevalência de cárie significativamente mais elevada (63,2%) em comparação com as raparigas (46%). Os rapazes apresentaram uma pontuação média mais elevada no CPOD. As crianças que pertenciam a um grupo socioeconómico baixo apresentaram uma maior prevalência de cáries e uma pontuação média no CPOD. As crianças com idades compreendidas entre os 3 e os 6 anos que escovavam os dentes duas vezes por dia apresentavam a menor prevalência de cáries dentárias, bem como a pontuação do CPOD, quando comparadas com as crianças que escovavam uma vez ou não escovavam. Concluiu que a identificação precoce de uma má higiene oral e de hábitos alimentares inadequados deve ser considerada na promoção preventiva da saúde em comunidades de baixo nível socioeconómico do distrito de Mandi, Himachal Pradesh.

QUADRO 2: PREVALÊNCIA

REFERÊNCIA	ANO	ESTADO / País	AMOSTRA	IDADE	ESCALA UTILIZADA	PREVALÊNCIA
Sachdeva et al (81)	2015	Haryana	576	até 5 anos	Estado da dentição e formulário de tratamento (OMS, 1997)	33.85%
Olatosi et al (75)	2015	Nigéria.	302	6-71 meses	Critérios da Organização Mundial de Saúde	21.2%
Stepehen et al (82)	2015	Tamil Nadu.	2771	18-72 meses	Questionário de Winter et al. modificado e um proforma	16%
Kuriakose et al (83)	2015	Kerala	1329	<60 meses	índices dmft	54%
Koya et al (84)	2016	Andhra Pradesh	1,897	24 - 71 meses	Espelho bucal à luz do dia.	41.9%,
Shilpashree et al (85)	2016	Bangalore	3009	3-6 anos	práticas alimentares e de higiene oral	31.4%
Jain et al (86)	2018	Maharashtra	200 crianças em idade pré-escolar	Crianças prescho-ol	Diversos factores e variáveis clínicas	87.5%
Nagarajappa et al (87)	2019	Bhubanes - guerra	320 crianças em idade pré-escolar	3 a 6 anos	Critérios da OMS	37.2%
Sharma K et al (90)	2019	Himachal Pradesh	2859	2 e 6 anos	Pontuação DMFT	Os rapazes e as crianças com baixo nível socioeconómico apresentaram uma

						prevalência elevada
AlMarshad et al (78)	2021	Riade, Arábia Saudita	383	36-71 meses	Exame oral	72.6%
Severino et al (79)	2021	Itália	76	Até 71 meses	questionário	40.79%
Pandey et al (88)	2021	Lucknow, Uttar Pradesh	1000 crianças em idade pré-escolar	3-5 anos	Exame clínico e pontuação dmft, questionário	76%
Bilal et al (91)	2022	Ambala, Haryana.	1474	36-71 meses	[ICDAS -II], [pufa/PUFA]	65.5%
Chevvuri et al (89)	2023	Chhattisg a- rh	360	inscritos no Anganwa di de Bhilai.	Formulário de avaliação da saúde oral da OMS para crianças 2013.	25.83%
Kalita et al (92)	2023	Assam	1439	2-5 anos	(dmft) e um questionário validado auto-administrado	zonas urbanas (54,6%) e rurais áreas (45,4%).

PADRÃO

2018 Kim et al: A compreensão do padrão de cárie dentária é um passo inicial crucial para determinar os elementos críticos que promovem a cárie dentária, particularmente aqueles com um início precoce.

A cárie dentária é altamente prevalente, no entanto, afecta apenas uma pequena percentagem da população e limita-se principalmente a certas superfícies dentárias dos jovens. [(93-94)] Os estudos dos padrões de cárie podem ser úteis para a prevenção e tratamento efectivos da cárie dentária. Em odontopediatria, os padrões de cárie nos dentes decíduos têm sido continuamente estudados, principalmente em bebés com cáries dentárias graves nos incisivos superiores primários. [(95-96)] Recentemente, foi relatado um estudo que examinou as correlações espaciais entre os dentes decíduos e entre as suas superfícies, com especial atenção para a distribuição e correlação espacial das lesões.[(97)]

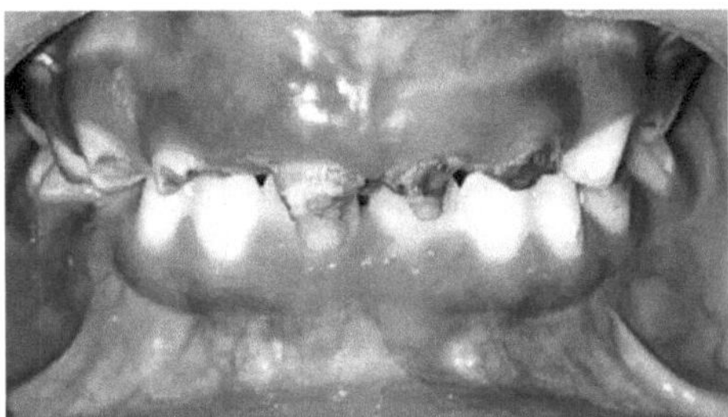

Fig. 16 : Padrão de cárie na primeira infância.

Um dos padrões fundamentais da natureza é a simetria. Dado que uma dentição decídua tem vinte dentes e 88 superfícies dentárias que são bilateralmente simétricas com uma linha média no seu centro, e que as meias arcadas superior e inferior são parcialmente simétricas devido à disposição dos dentes homónimos, deve colocar-se a questão de saber se as ocorrências de cárie dentária seguem esta mesma simetria.[(98)]

2016 A OMS analisou que o padrão da doença está principalmente associado a traços comportamentais, particularmente hábitos alimentares, no entanto a etiologia do CEC envolve interacções entre factores socioeconómicos, comportamentais e microbiológicos.[(99-100)] Uma maior frequência de refeições e bebidas altamente açucaradas durante a infância está associada a padrões alimentares que estão fortemente ligados à ocorrência de CEC nos anos seguintes.[(99)] É possível identificar padrões alimentares específicos por idade e a forma como se relacionam com o padrão de CCE. Por exemplo, as crianças que bebem bebidas açucaradas a partir de um biberão enquanto dormem ou entre as refeições podem desenvolver um padrão de cárie anterior.

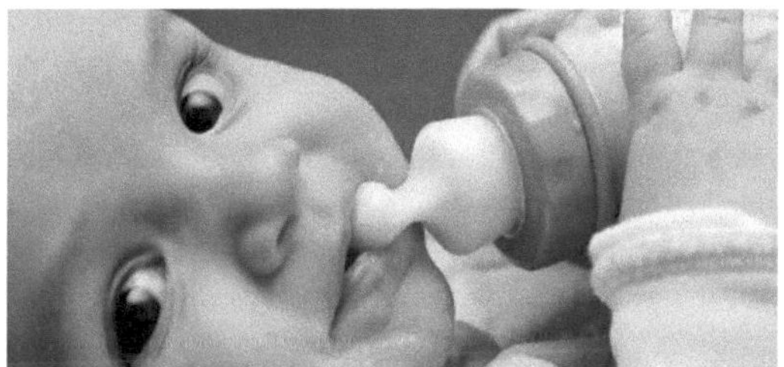

Fig. 17: Correlação entre a alimentação por biberão e o ECC.

A principal diretiva é "não comer açúcares antes dos dois anos", de forma a reduzir o ECC e alterar o seu padrão de atividade. A investigação atual sugere que há vantagens em limitar ou adiar a exposição a alimentos açucarados durante os primeiros dois anos, mesmo que o consumo não possa ser completamente eliminado. Esta sugestão alinha-se com a abordagem da Organização Mundial de Saúde para a prevenção de doenças crónicas, abordando a ingestão alimentar através de uma abordagem de factores de risco comuns.[(101)]

2014 Prabhu et al[(102)] efectuaram este estudo para estimar a prevalência de cáries na dentição primária em crianças com menos de 5 anos de idade. Incluiu tanto rapazes como raparigas com menos de 5 anos de idade que frequentavam o KGF Dental College and Hospital, Karnataka. Um total de 672 crianças foram examinadas sob iluminação de faróis, utilizando um espelho bucal e uma sonda de acordo com os critérios da Organização Mundial de Saúde (OMS). Utilizou-se um questionário para obter informações dos assistentes relativamente à saúde geral, ao exame intra-oral e à experiência de cárie, que foi registada utilizando o formulário da OMS de 1997. A prevalência de cárie dentária foi de 44,34%. A prevalência de cáries foi mais elevada nos rapazes do que nas raparigas. Concluiu-se que a prevalência de cárie dentária era elevada entre as crianças com menos de 5 anos de idade. A cárie não tratada indica que devem ser iniciados passos subsequentes no sentido de cuidados preventivos e restauradores. Para reduzir a prevalência da cárie, é necessário um controlo contínuo e a educação para a saúde das crianças e dos pais e encarregados de educação.

2015 Sachdeva et al[(81)] realizaram este estudo para avaliar o estado da cárie dentária na dentição primária e calcular dados para o planeamento de programas de antecipação em crianças com menos de 5 anos de idade. O estudo foi realizado em crianças que frequentavam o departamento ambulatório de pedodontia, JCD Dental College, Sirsa, Haryana (Índia), de abril a dezembro de 2014. Este estudo consistiu em 576 crianças de ambos os sexos (311 do sexo masculino e 265 do sexo feminino) até aos 5 anos de idade. Para avaliar a prevalência de lesões de cárie cavitadas, foi utilizado o proforma do estado da dentição e do tratamento (OMS, 1997). 33,85% das crianças da população em estudo apresentavam lesões cariosas cavitadas. A prevalência média de lesões cariosas cavitadas na dentição decídua foi de 33,85%. O aumento da incidência de lesões cariosas cavitadas mostra que é necessário implementar programas de sensibilização para a saúde dentária e que são necessárias modificações nos tipos de alimentos consumidos para eliminar a causa da cárie. Prevalência de cárie dentária nos lados direito e esquerdo da cavidade oral: A percentagem de homens com cárie dentária no lado direito foi de 28,93% e no lado esquerdo de 31,51%, enquanto as mulheres tinham 27,92% no lado direito e 27,16% no lado esquerdo: Nos dentes anteriores do maxilar, os machos apresentaram uma distribuição média de cáries de 0,41, enquanto as fêmeas apresentaram 0,24. Nos dentes anteriores da mandíbula, os homens tiveram uma distribuição média de cáries de 0,06, enquanto as mulheres tiveram 0,04. Nos dentes posteriores do maxilar, os homens apresentaram uma distribuição média de cáries de 0,33, enquanto as mulheres apresentaram 0,34. Nos dentes posteriores da mandíbula, os homens apresentaram uma distribuição média de cáries de 0,53, enquanto as mulheres apresentaram 0,56. Distribuição média de cáries entre os primeiros e segundos molares decíduos: O primeiro molar teve uma média de 0,41 e o segundo molar teve uma média de 0,46. Distribuição média da cárie nos dentes anteriores e posteriores maxilares e mandibulares: O aumento da incidência de lesões de cárie cavitadas mostra que é necessário implementar programas de sensibilização para a saúde dentária e que são necessárias modificações nos tipos de alimentos consumidos para eliminar a causa da cárie: os molares inferiores e os dentes anteriores superiores foram os dentes predominantemente afectados. Os dentes anteriores mandibulares foram os menos afectados.

GRÁFICO 6 DENTES PREDOMINANTEMENTE E MENOS AFECTADOS

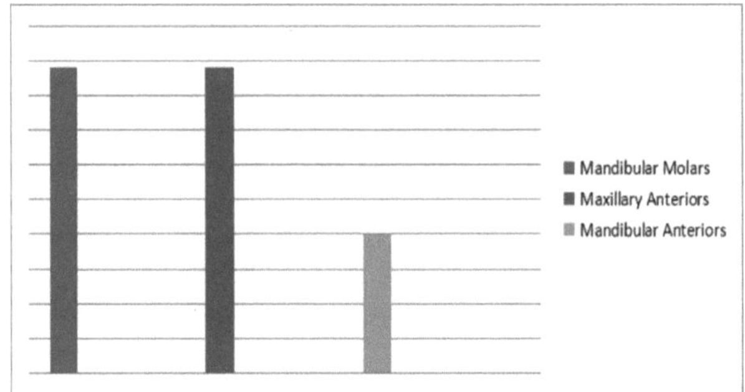

A percentagem de homens com cáries dentárias no lado direito foi de 28,93% e no lado esquerdo de 31,51%, enquanto as mulheres tinham 27,92% no lado direito e 27,16% no lado esquerdo.

GRÁFICO 7 PERCENTAGEM DE CÁRIES EM HOMENS E MULHERES

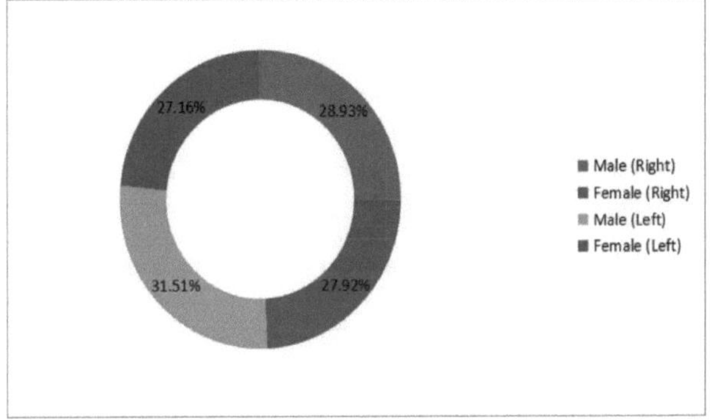

2015 Ahmad et al[103] realizaram este estudo transversal para determinar a prevalência e avaliar os diferentes padrões de cáries na primeira infância em crianças da zona rural próxima de Peshawar. A faixa etária variava entre os 3 e os 6 anos. Foi enviado um questionário auto-preparado aos pais para obter dados sobre o padrão de alimentação, o hábito de escovagem dos dentes e a frequência de ingestão de dieta açucarada.

Os exames clínicos foram efectuados nas escolas por um único examinador, utilizando um espelho bucal, um explorador e uma lanterna de luz branca, com a criança sentada na cadeira de escritório em frente do examinador. Foram utilizados os critérios da Organização Mundial de Saúde para registar a dmft e a dmfs. Foi examinado um total de 406 crianças e verificou-se que 88,6% tinham tido cárie precoce da infância. A cárie precoce grave foi registada em 64,2% das crianças.

Os resultados mostraram que a cárie precoce da infância é mais prevalente em áreas urbanas (89%) do que em áreas rurais (83%). O padrão associado ao hábito de amamentação foi o mais prevalente (72,5%), seguido pelo padrão proximal do molar (13,9%) e o padrão oclusal do molar e fissura da fossa/hipoplásico foi observado em 13,6%. Concluíram que a prevalência de Cárie Precoce da Infância e Cárie Precoce Grave da Infância é muito elevada em Peshawar. O padrão associado ao hábito de enfermagem foi observado como sendo o padrão mais comum.

2015 Gupta et al[104] realizaram este estudo para determinar a prevalência de cáries em crianças em idade pré-escolar (3-5 anos) do distrito rural de Moradabad, para analisar o padrão específico de experiência de cáries dentárias nesta população e para avaliar as necessidades de tratamento entre elas. Foram incluídas no estudo crianças do grupo etário dos 3-5 anos que frequentavam os centros Anganwadi do distrito rural de Moradabad. O diagnóstico de cáries baseou-se na superfície cariada, extraída e preenchida (defs) e as necessidades de tratamento foram registadas utilizando o formulário de avaliação da saúde oral da Organização Mundial de Saúde (OMS) de 1997. Das 1.500 crianças examinadas, 48,7% do sexo masculino e 52,6% do sexo feminino não necessitaram de qualquer tratamento. O valor médio de dentes cariados, extraídos e obturados (deft) foi significativamente mais elevado nos participantes de 5 anos de idade do que nos de 3 anos. A maioria das crianças necessitou de uma obturação de superfície, seguida de duas obturações de superfície, tratamento com selante anti-cárie, extração, elemento de ponte-coroa, tratamento pulpar e mantenedor de espaço. Concluíram que o padrão mais comum foi o de fossa e fissura, seguido do padrão anterior maxilar, do padrão proximal posterior e do padrão de superfície lisa lingual vestibular posterior. O valor médio de deft foi maior no sexo masculino do que no feminino. Existe uma maior necessidade de educação para a saúde oral entre pais e professores.

2015 Kashetty et al(105) realizaram este estudo transversal para avaliar a prevalência de cáries dentárias nos dentes decíduos de crianças pré-escolares Anganwadi de 3-6 anos de idade na cidade de Mudhol, em Karnataka. O estudo foi efectuado em 758 crianças, com idades compreendidas entre os 3 e os 6 anos, que estudavam em 15 Anganwadis de Mudhol. Foi seguido o método de exame tipo III da OMS e o índice de dentes cariados, perdidos e obturados (dmft) foi registado de acordo com os critérios da OMS. Verificou-se que 62,14% dos dentes estavam afectados por cáries dentárias. A prevalência da cárie dentária aumentou com o aumento da idade. Não foram encontradas diferenças significativas em relação ao género. O dmft médio foi de 2,34. O componente obturado foi inexistente entre essas crianças. Os segundos molares decíduos foram os dentes mais afectados pela cárie, seguidos dos primeiros molares e dos incisivos centrais. Concluíram que a prevalência de cárie dentária de 62,14% e o dmft médio de 2,34 entre as crianças Anganwadi da cidade de Mudhol é motivo de preocupação. O componente preenchido inexistente entre estas crianças indica elevadas necessidades de tratamento restaurador não satisfeitas. Devem ser disponibilizados serviços de saúde dentária nas áreas periféricas para satisfazer as necessidades das crianças pequenas.

2016 Anchala et al(106) realizaram este estudo para avaliar a utilidade do CAST na avaliação da prevalência de cáries e das necessidades de tratamento entre crianças na fase de dentição primária. Foram seleccionadas crianças na faixa etária dos 5-6 anos e o seu estado de cárie, juntamente com as necessidades de tratamento, foi registado utilizando o índice CAST. Foi encontrada uma forte correlação entre o estado dos dentes dos lados direito e esquerdo da cavidade oral. Concluíram que, na população avaliada, a correlação mais forte foi encontrada para a distribuição dos estádios de cárie nos incisivos primários, bem como nos molares do lado direito da boca, e a percentagem de molares com lesões de cárie foi especialmente elevada nos segundos molares primários.

2016 OMS(101) relatou que pode haver algumas variações dependendo do momento das erupções e dos hábitos alimentares, o padrão do CCE é geralmente o mesmo em todos os lugares. Os dentes com a maior quantidade de danos com um ano de idade são os incisivos centrais superiores e os incisivos laterais superiores. Os dentes que ainda estão mais afectados aos dois anos de idade são os incisivos centrais superiores, seguidos pelos primeiros molares inferiores. Por volta dos três anos de idade, os incisivos centrais superiores e os segundos molares inferiores começam a apresentar efeitos significativos do CCE, o que causa uma mudança no padrão do CCE. Os segundos molares inferiores são afetados principalmente aos 4 anos de idade. Os dentes mais afectados aos cinco anos de idade são os segundos molares inferiores, seguidos em gravidade pelos primeiros molares inferiores, segundos molares superiores e incisivos centrais superiores.

Distribuição das superfícies: No que diz respeito à distribuição das superfícies, as superfícies vestibulares dos incisivos centrais superiores são as mais afectadas até aos dois anos de idade. As superfícies oclusais dos segundos molares inferiores são principalmente afectadas após essa idade. A superfície oclusal do segundo molar inferior é a mais afetada aos cinco anos de idade. Seguem-se as superfícies oclusais dos primeiros molares superiores e inferiores, as superfícies mesiais e vestibulares dos incisivos centrais superiores e a superfície oclusal do primeiro molar inferior.

Portanto, o CEC varia de acordo com a superfície do dente, a idade e a forma do dente. A nossa primeira preocupação deve ser com as superfícies vestibulares e mesiais dos incisivos centrais superiores antes dos dois anos de idade. As superfícies oclusais dos primeiros e segundos molares estão, portanto, incluídas na área de preocupação.

: Com um ano, os incisivos centrais superiores e os incisivos laterais superiores apresentam os maiores danos. Os dentes que ainda estão mais afectados aos dois anos de idade são os incisivos centrais superiores, seguidos pelos primeiros molares inferiores. Aos três anos, os incisivos centrais superiores e os segundos molares inferiores começam a apresentar efeitos significativos do CCE, o que causa uma mudança no padrão do CCE. Os segundos molares inferiores são afetados principalmente aos 4 anos de idade. Os dentes mais afectados aos cinco anos são os segundos molares inferiores, seguidos em gravidade pelos primeiros molares inferiores, segundos molares superiores e incisivos centrais superiores.

GRÁFICO 8 DANOS NOS DIFERENTES DENTES EM FUNÇÃO DA IDADE

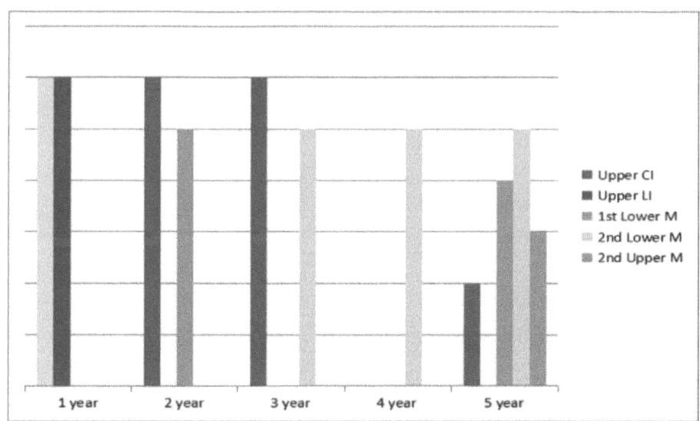

2017 Cortes et al[107] realizaram este estudo para avaliar o poder preditivo da morfologia da superfície distal do 1° e da superfície mesial do 2° molar primário no desenvolvimento de cáries em crianças pequenas. De 101 crianças de 3 a 4 anos de idade de um estudo em curso, 62 crianças, para as quais foi dado o consentimento informado dos pais, participaram. Os dentes molares superiores e inferiores de um lado selecionado aleatoriamente receberam uma separação temporária de 2 dias. Foram obtidas radiografias de bitewing e impressões de silicone da área interproximal (IPA). Os procedimentos de um ano foram repetidos em 52 crianças (84%). A morfologia das superfícies distais dos dentes do primeiro molar e das superfícies mesiais dos dentes do segundo molar (n=208) foi pontuada a partir do aspeto oclusal em imagens dos modelos de resina de base, resultando em quatro variantes de IPA: côncavo-concavo; côncavo-convexo; convexo-concavo e convexo-convexo. A cárie aproximada na superfície em questão foi avaliada radiograficamente como ausente/presente. Resultados das 52 crianças examinadas no seguimento, 31 crianças (60%) tinham 1-4 superfícies côncavas. No total, 53 (25%) das 208 superfícies eram côncavas. Um total de 22 crianças (43%) tinha 1-4 lesões aproximadas, perfazendo um total de 59 lesões. As análises de regressão logística múltipla revelaram que o género, a morfologia da superfície numa das superfícies aproximadas (superfície-foco) e a morfologia da superfície adjacente estavam significativamente relacionados com o desenvolvimento de cáries. Concluíram que a morfologia das superfícies aproximadas nos dentes molares decíduos, em particular o facto de ambas as superfícies serem côncavas, influencia significativamente o risco de desenvolvimento de cáries. A relevância clínica reside no facto de a morfologia côncava das superfícies aproximadas poder prever futuras lesões de cárie, apoiando estratégias preventivas específicas em casa e no consultório.

Fig 18 : Classificação da morfologia da superfície da área interproximal (IPA) dos dentes molares decíduos adjacentes (**2017 Cortes et al**)[107]

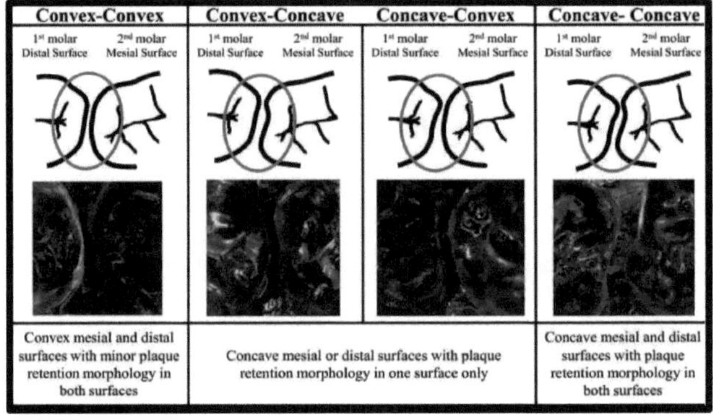

2017 Alazmah et al[108] revisaram este estudo para atualizar o conhecimento atual sobre a cárie precoce da infância (CEC) e sua etiologia, prevalência, fatores de risco, gerenciamento e estratégias preventivas. A CCE afecta todas as partes do dente, incluindo a superfície lisa. Os dentes anteriores superiores e os molares primários foram normalmente afectados. Os dentes anteriores inferiores são menos susceptíveis de serem afectados. Os factores de risco para a CCE são a dieta, as bactérias e a suscetibilidade do hospedeiro. Os factores adicionais, como a presença de defeitos no esmalte e as práticas alimentares, também contribuem para o início e a progressão da CCE. Concluíram que os dentistas devem centrar-se na utilização das técnicas existentes para distinguir as indicações de cárie atempada e propulsora e dar orientações sobre a melhor forma de contrariar e controlar a cárie nas crianças. As abordagens devem ser direccionadas para estratégias preventivas de controlo da cárie nas crianças.

2017 Henry et al[109] realizaram este estudo transversal em 1486 crianças para avaliar a prevalência de CCE em crianças dos 0 aos 3 anos de idade de zonas rurais do Sul da Índia, utilizando o ICDAS. Dois examinadores calibrados realizaram os exames orais utilizando os critérios do Sistema Internacional de Deteção e Avaliação de Cáries (ICDAS). A prevalência de CEC foi de 40,6%. Entre as 604 crianças com CEC, apenas dentes não cavitados estavam presentes em 314 crianças, e apenas dentes cavitados estavam presentes em 84 crianças. e as 206 crianças restantes tinham dentes cavitados e não cavitados. Um comportamento interessante das lesões foi observado em 27 crianças, que apresentavam lesões de esmalte apenas nos caninos inferiores, numa dentição sadia. Ao examinar as superfícies dos dentes afectados, 50,3% tinham superfícies não cavitadas e 49,7% tinham superfícies cavitadas. Concluíram que os resultados demonstram a alta prevalência de CCE e a necessidade de considerar o diagnóstico precoce e intervenções preventivas específicas.

2018 Chandan et al[(110)] realizaram este estudo para determinar o padrão de cárie dentária em crianças de 3-6 anos de idade utilizando o sistema hierárquico de Poulsen e Horowitz e para avaliar a utilidade deste sistema. Foram recolhidos dados de 500 crianças dos 3 aos 6 anos de idade. A Dmfs foi registada de acordo com os critérios da Organização Mundial de Saúde de 2013. Com base nos registos de cárie, foi calculada a pontuação dmfs de cada criança e cada criança foi atribuída a uma das seis zonas de gravidade crescente da cárie, variando de 0 (sem cárie) a 5 (mais grave). A média geral do dmfs para a população em estudo foi de 9,10. A distribuição das crianças de acordo com as zonas de gravidade de Poulsen e Horowitz indicou uma percentagem muito baixa (17,8%) de crianças sem cáries e também uma elevada percentagem de crianças com cáries na zona de gravidade 2 (33,4%) e 4 (18,6%).

A representação da pontuação individual da SZS entre homens e mulheres revelou que, dos 500 indivíduos do estudo, um total de 89 indivíduos caiu na zona de gravidade 0. Setenta e três indivíduos caíram na zona de gravidade 1. Cento e sessenta e sete indivíduos foram classificados na zona de gravidade 2. Sessenta e um indivíduos foram classificados na zona de gravidade 3. Noventa e dois indivíduos foram classificados na zona de gravidade 4 e 18 indivíduos foram classificados na zona de gravidade 5. Concluíram que o modelo de Poulsen e Horowitz oferece um aspeto mais alargado para a avaliação da gravidade da cárie dentária em crianças dos 3 aos 6 anos de idade.

Fig 19: Critérios de Poulsen e Horowitz para classificar os indivíduos de acordo com a gravidade da cárie dentária (**2018 Chandan et al**) [110]

Severity zone	Definition (surfaces involved)
5	Proximal surfaces of mandibular anterior teeth (excluding distal surfaces of cuspids)
4	Labial surfaces of maxillary and mandibular incisors and cuspids (excluding those of maxillary cuspids)
3	Proximal surfaces of maxillary anterior teeth (excluding distal surfaces of cuspids)
2	Proximal surfaces of molars (including distal surfaces of cuspids)
1	Pit and fissure surfaces of posterior teeth and labial surfaces of maxillary cuspids
0	None of the above

2019 Fauzia et al[111] realizaram este estudo observacional que utilizou uma abordagem transversal para avaliar a relação entre o método de alimentação e as cáries da primeira infância (CCE) em crianças com idades compreendidas entre os 3 e os 5 anos. O método de amostragem de conveniência foi efectuado em 165 crianças com idades compreendidas entre os 36 e os 71 meses de oito jardins-de-infância em Grogol Utara, Indonésia. Os dados sobre os padrões de comportamento em termos de alimentação e higiene oral foram obtidos através de entrevistas utilizando um questionário estruturado, e foi efectuado um exame oral para recolher informações sobre a saúde oral utilizando os índices de cárie, extração, superfície preenchida e placa bacteriana. O exame oral foi efectuado por dois examinadores.

A prevalência de cárie dentária foi de 83%. A prevalência de crianças com cárie dentária anterior foi maior do que a de crianças com cárie dentária apenas posterior. Os dentes mais afectados foram os incisivos centrais superiores, seguidos dos incisivos laterais superiores.

O padrão de cárie era quase simétrico em todas as arcadas. Concluíram que os padrões de aleitamento materno e de alimentação complementar estavam relacionados com a cárie dentária nos dentes anteriores e posteriores. O método de alimentação que aumenta a pontuação do ECC nos dentes anteriores e posteriores foi a idade de início da alimentação complementar.

GRÁFICO 9 PADRÃO DE DISTRIBUIÇÃO DA CÁRIE DENTÁRIA COM BASE NO TIPO DE DENTE (2019 FAUZIA ET AL) [111]

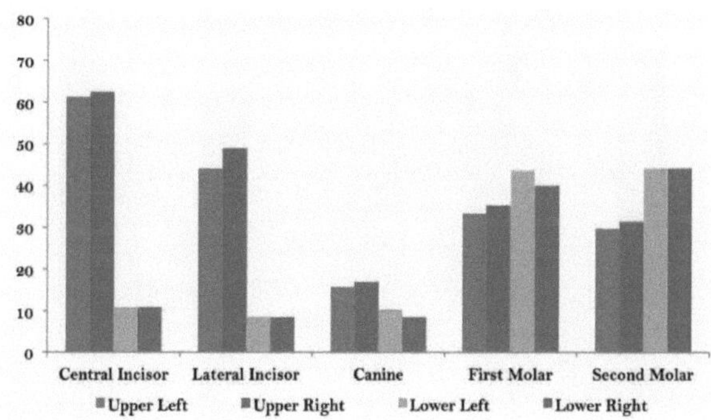

Os dentes mais severamente afectados foram os incisivos centrais superiores (direito = 62,4%; esquerdo = 61,2%), seguidos dos incisivos laterais superiores (direito = 49,1%; esquerdo = 44,2%). O padrão de cárie foi quase simétrico entre as arcadas.

2019 Gudipaneni et al[112] realizaram este estudo para investigar o padrão e a gravidade da cárie precoce da infância (CEC) utilizando o índice de superfície cariada e preenchida (dfs) em crianças em idade pré-escolar em Al-Jouf, na Arábia Saudita. Foi selecionada para o estudo uma amostra de conveniência de 270 crianças em idade pré-escolar com menos de 5 anos de idade (144 rapazes e 126 raparigas) que frequentavam clínicas dentárias pediátricas ambulatórias. Foram utilizados os critérios da Organização Mundial de Saúde para diagnosticar a cárie através da avaliação do índice dfs. A informação relativa às práticas de higiene oral, ao estatuto socioeconómico e ao nível de escolaridade da mãe foi obtida através de um questionário estruturado dado às mães. Verificaram que 73% das crianças não escovavam os dentes regularmente; 74,4% delas usavam pasta dentífrica fluoretada. Nos dentes maxilares, os rapazes apresentavam um índice dfs médio mais elevado, bem como um maior número de superfícies cariadas (ds), do que as raparigas. Nos dentes mandibulares, os rapazes e as raparigas apresentaram índices dfs médios semelhantes. Foram observadas diferenças significativas entre meninos e meninas em relação às superfícies vestibulares preenchidas e às superfícies oclusais nos dentes superiores. O primeiro molar inferior foi o dente mais comumente afetado (93,3%); os dentes anteriores inferiores foram os menos afetados (2-4%) entre os dentes decíduos. Concluíram que o padrão de CCE na região norte da Arábia Saudita segue o padrão típico das cáries de enfermagem.

2019 Shrestha et al[113] realizaram este estudo transversal em 231 crianças em idade escolar, utilizando os critérios de diagnóstico do inquérito sobre saúde oral da Organização Mundial de Saúde para investigar a experiência de cárie em crianças de 5-6 anos de idade em idade escolar do distrito de Katmandu. 60,2% eram rapazes e 39,8% eram raparigas. A prevalência de cárie dentária foi de 51,1% nos dentes maxilares, com uma pontuação média de 1,84, e de 54,3% nos dentes mandibulares, com uma pontuação média de 1,65. A experiência de cárie na dentição decídua foi elevada nos dentes mandibulares e os dentes mais afectados foram os segundos molares mandibulares (inferiores) decíduos. São necessárias medidas preventivas, uma vez que a cárie dentária é uma doença evitável.

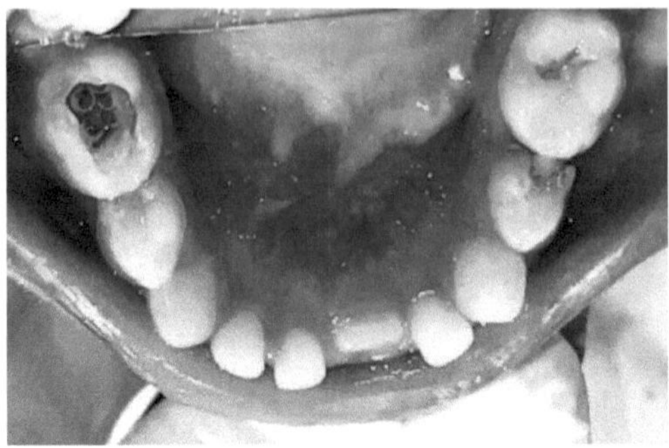

Fig. 20: Experiência de cárie na dentição decídua: Alta nos 2nd molares inferiores

2020 Srivastava et al[114] efectuaram este estudo observacional analítico para determinar a prevalência e os padrões de cárie dentária nos dentes anteriores primários maxilares e mandibulares de crianças em idade pré-escolar. O exame de cárie foi efectuado utilizando os critérios de deteção de cárie da OMS. As superfícies dentárias anteriores cariadas foram examinadas sob uma fonte de luz óptima por um único examinador qualificado para minimizar o erro visual. A idade das crianças foi medida em anos. Os caninos maxilares e mandibulares direitos apresentaram maior prevalência e padrões de cárie em comparação com os caninos esquerdos da mesma arcada. Os caninos superiores apresentaram maior prevalência de cárie em comparação com os caninos inferiores. Os incisivos laterais mandibulares tinham cerca de oito vezes menos hipóteses de desenvolver cáries do que os incisivos laterais maxilares. Os incisivos centrais direitos maxilares e mandibulares tinham prevalência e padrões de cárie iguais aos dos seus homólogos da mesma arcada, mas os incisivos centrais maxilares tinham quatro vezes mais prevalência de cárie em comparação com os incisivos centrais mandibulares. Concluíram que os dentes anteriores maxilares e mandibulares direitos tinham uma maior prevalência de cáries do que os seus homólogos esquerdos. Os dentes anteriores maxilares tinham maior prevalência de cáries do que os dentes anteriores mandibulares.

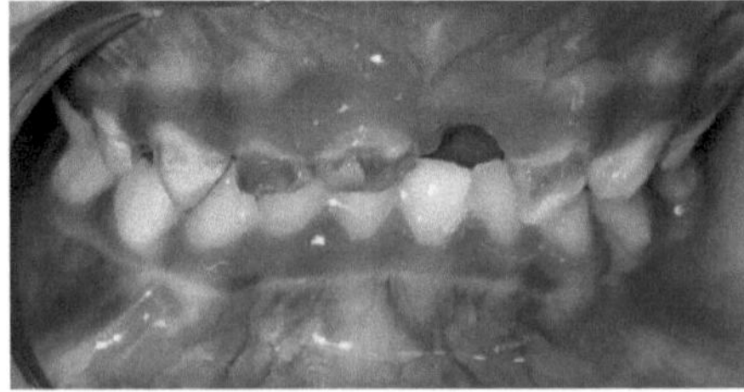

Fig. 21: Os dentes anteriores maxilares apresentavam maior prevalência de cáries do que os dentes anteriores mandibulares

2021 Thakur et al(115) estudaram a incidência de cáries na primeira infância em crianças entre os 3 e os 6 anos na cidade de Bareilly. Este estudo transversal foi realizado em 1000 crianças em idade pré-escolar, 536 do sexo masculino e 464 do sexo feminino, com idades compreendidas entre os 3 e os 6 anos, na cidade de Bareilly. Foram examinadas para deteção de Dmft e Dmfs. A prevalência de CEC foi de 56,6%. Do total de dentes avaliados, 2170 estavam cariados, 96 estavam em falta e apenas 22 estavam obturados. A região posterior da mandíbula foi a mais frequentemente afetada, seguida da região anterior do maxilar, enquanto a região anterior da mandíbula foi a menos afetada. A superfície oclusal foi a mais afetada (46%), seguida das superfícies proximal (37%) e lisa (16%). Os autores concluíram que a prevalência de CCE em crianças com idades compreendidas entre os 3 e os 6 anos no distrito de Bareilly foi de aproximadamente 57%, independentemente do sexo. Os hábitos alimentares da criança, os métodos de higiene oral empregues pelas crianças e o nível educacional da mãe desempenham um papel importante na incidência de CCE.

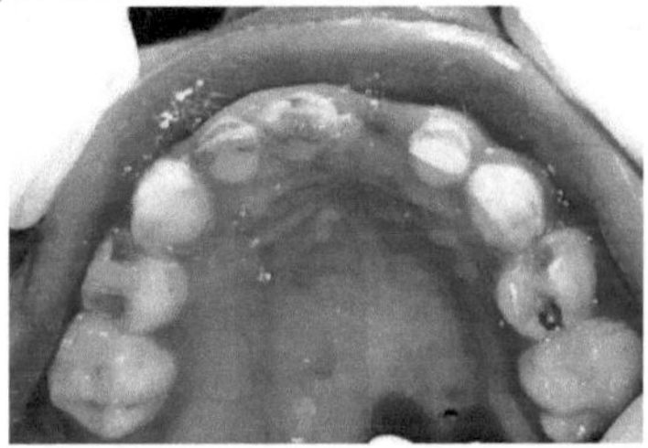

Fig. 22: A gravidade da cárie aumentou significativamente com a idade da criança.

2021 Dikshit et al(116) realizaram este estudo transversal analítico para avaliar o padrão e a gravidade das cáries na primeira infância e a sua associação com os hábitos alimentares das crianças no Nepal. Foi utilizado um questionário estruturado para determinar os hábitos alimentares de 200 crianças entre os dois e os seis anos de idade. Os critérios da OMS foram utilizados para calcular a cárie dentária e a gravidade foi estabelecida com base nos critérios da Academia Americana de Odontopediatria. 110 (55%) crianças tinham cáries graves na primeira infância. A gravidade da cárie aumentou significativamente com a idade da criança. Os dentes anteriores superiores foram os mais afectados, enquanto os anteriores inferiores foram as regiões menos afectadas, representando um padrão de cárie de amamentação. As crianças que foram amamentadas durante mais de um ano (157, 78,5%) tinham um dmft médio significativamente mais elevado na região anterior superior, o que sugeria um padrão do tipo biberão de amamentação. Concluíram que mais de metade das crianças com menos de seis anos de idade tinham CCE-S, e foi observada uma associação positiva significativa entre a duração da amamentação para além de um ano de idade e a CCE na região dos dentes anteriores superiores.

2021 Sobiech et al(117) efectuaram este estudo para avaliar a distribuição de cáries, tendo em conta a superfície na dentição primária em crianças no segundo e terceiro anos de vida da aglomeração de Varsóvia. Tratou-se de um estudo transversal realizado em crianças com idades compreendidas entre os 12 e os 36 meses para avaliar a condição dentária relativamente à presença de cáries não cavitadas (d1) e cavitadas (d2), obturações (f), dentes

(t) e superfícies (s) em falta (m) causadas por cáries. A frequência de CCE e a sua intensidade (dl d2 mft e dl d2 mfs) foram determinadas. Um total de 496 crianças foram examinadas, incluindo 262 (52,8%) rapazes. O S-ECC foi registado em 44,8% dos inquiridos. Os incisivos centrais superiores e os primeiros molares de ambas as arcadas foram os mais frequentemente afectados por lesões cariosas. As lesões cariosas foram mais frequentemente encontradas nas superfícies vestibulares dos incisivos superiores e nos primeiros molares oclusais. Concluíram que a cárie dos dentes decíduos no período da primeira infância era caracterizada por uma rápida transformação de lesões não cavitadas em lesões cavitadas e subsequente erupção dos dentes. As lesões cariosas eram mais frequentemente encontradas nas superfícies vestibulares dos incisivos centrais da maxila e nas superfícies oclusais dos primeiros molares.

2024 Srivastava et al[(118)] realizaram este estudo para determinar a prevalência de áreas susceptíveis à cárie nas superfícies dos dentes decíduos em crianças em idade pré-escolar e os dentes decíduos mais frequentemente afectados. O desenho do estudo adotado foi um estudo transversal. Um total de 3720 dentes de 186 crianças em idade pré-escolar foram examinados para detetar lesões iniciais de cárie utilizando os critérios de deteção de cárie da Organização Mundial de Saúde (OMS). Foram examinadas 33 áreas susceptíveis à cárie em superfícies dentárias primárias individuais de crianças em idade pré-escolar que visitaram a Faculdade de Ciências Dentárias. Cada superfície dentária foi registada separadamente e não foi efectuado qualquer exame radiográfico. Os dados obtidos foram analisados com um nível de significância de 5%. A prevalência geral da área suscetível à cárie foi significativamente mais elevada nos dentes maxilares e nos dentes anteriores. A prevalência da área suscetível à cárie nos dentes decíduos do lado direito, quando comparada com a do lado esquerdo, foi semelhante. A área 2 foi a área mais prevalente nas superfícies dos dentes decíduos e o canino primário foi mais prevalente nas áreas susceptíveis à cárie.

GRÁFICO 10 PREVALÊNCIA DA SUSCEPTIBILIDADE À CÁRIE

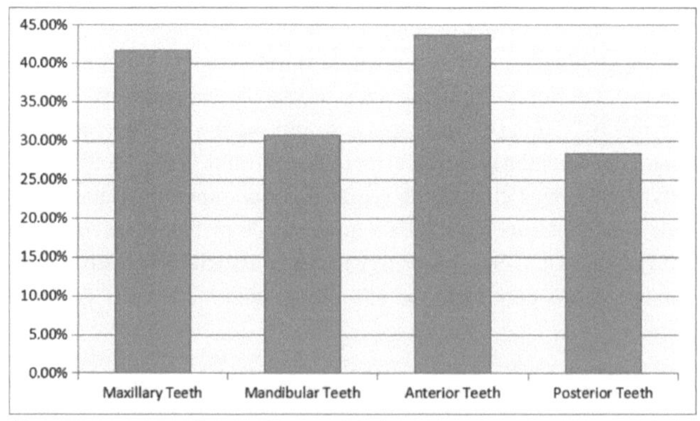

Dentes maxilares: 41,7% vs. dentes da mandíbula: 30,7%) e (Dentes anteriores: 43,7% vs. Dentes posteriores: 28,4%)

QUADRO 3: PADRÃO

REFERÊNCIA	ANO	ESTADO/ PAÍS	AMOSTRA	IDADE	ESCALA UTILIZADA	PADRÃO
Prabhu et al (102)	2014	Karnataka	672	Menos de 5 anos	Critérios da Organização Mundial de Saúde (OMS)	Os segundos molares primários foram os dentes mais cariados
Sachdeva et al (81)	2015	Sirsa, Haryana	576	até 5 anos	Estado da dentição e formulário de tratamento (OMS, 1997)	Os molares mandibulares e os dentes anteriores maxilares foram os dentes predominantemente afectados. Os dentes anteriores mandibulares foram os menos afectados.
Ahmad et al (103)	2015	Peshawar	406	3-6 anos.	Critérios da Organização Mundial de Saúde	O padrão associado ao hábito de amamentação foi o mais prevalente (72,5% das crianças afectadas), seguido do padrão proximal dos molares (13,9%) e do padrão oclusal dos molares e fissura da fossa/Hipoplásico (13,6%).
Gupta et al (104)	2015	Distrito de Moradabad	1500	3-5 anos	Formulário de avaliação da saúde oral da Organização Mundial de Saúde (OMS) 1997.	O padrão mais comum foi o de fossa e fissura, seguido do padrão anterior maxilar, do padrão proximal posterior e do padrão de superfície lisa lingual vestibular posterior.

Kashetty et al (105)	2015	Karnataka.	758	3-6 anos	Tipo III Método da OMS	Os segundos molares decíduos foram os dentes mais afectados pela cárie, seguidos dos primeiros molares e dos incisivos centrais
Anchala et al (106)	2016	Nellore, Andhra Pradesh	465	5-6 anos	Índice CAST.	A correlação mais forte para a distribuição dos estádios de cárie nos incisivos primários, bem como nos molares do lado direito da boca, e a percentagem de molares com lesões cariosas foi elevada nos segundos molares primários.
OMS (101)	2016			1-5 anos	Hábitos de alimentação, tempo de erupção	
Cortes et al (107)	2017	Bogotá	62	3-4 anos	ICDAS-ICCMS™ epi sistema (depi)	No total, 53 (25%) das 208 superfícies eram côncavas. Um total de 22 crianças (43%) tinham 1-4 lesões aproximadas, totalizando 59 lesões.
Alazmah et al (108)	2017					Os dentes anteriores superiores e os molares primários são normalmente afectados. Os dentes anteriores inferiores são menos susceptíveis de serem afectados.

Henry et al (109)	2017	Sul da Índia	1486	0-3 anos	ICDAS	27 crianças, apresentavam lesões de esmalte apenas nos caninos inferiores
Chandan et al (110)	2018	Bangalore	500	3-6 anos	Organização Mundial de Saúde	Poulsen e O modelo Horowitz apresenta um aspeto mais amplo
					critérios 2013	para a avaliação da gravidade da cárie dentária em 3- Crianças de 6 anos
Fauzia et al (111)	2019	Grogol Utara, Indonésia	165	3-5 anos	Questionário, índices de superfície cariada, extraída, preenchida e de placa	Os dentes mais severamente afectados foram os incisivos centrais superiores, seguidos dos incisivos laterais superiores. O padrão de cárie era quase simétrico em todas as arcadas.
Gudipaneni et al (112)	2019	Arábia Saudita	270	<5 anos	Critérios da Organização Mundial de Saúde	O primeiro molar inferior foi o dente mais frequentemente afetado (93,3%); os dentes anteriores inferiores foram os menos afectados
Shrestha et al (113)	2019	Distrito de Kathmandu	231	5-6 anos	Critérios de diagnóstico do inquérito sobre saúde oral da Organização Mundial de Saúde	Elevada em dentes mandibulares e os dentes mais afectados foram os segundos molares mandibulares (inferiores) decíduos

Srivastava et al (114)	2020	BHU, Varanasi	900	Pré-escolar	Critérios de deteção de cáries da OMS	Os dentes anteriores maxilares e mandibulares direitos apresentavam maior prevalência de cáries do que os dentes esquerdos. Os dentes anteriores maxilares apresentaram maior prevalência de cáries do que os dentes anteriores mandibulares.
Thakur et al (115)	2021	Bareilly	1000	3-6 anos	Critérios modificados da OMS e	A superfície oclusal dos dentes posteriores é a mais comum
					Critérios do NIDCR	local para o CCE.
Dikshit et al (116)	2021	Nepal	200	2-6 anos	Critérios da OMS	Foi observada uma associação positiva e significativa entre a duração do aleitamento materno após um ano de idade e o CEC na região dos dentes anteriores superiores.
Sobiech et al (117)	2021	Varsóvia	496	12-36 meses	ICDAS modificado - II	As lesões cariosas são mais frequentemente encontradas nas superfícies vestibulares dos incisivos centrais da maxila e nas superfícies oclusais dos primeiros molares.

Srivastava et al (118)	2024	Região de Purvanchal, Varanasi	186	3-5 anos	Critérios de deteção de cáries da OMS 1997	A prevalência da área suscetível à cárie foi significativamente mais elevada nos dentes maxilares e nos dentes anteriores, tendo o canino primário sido mais prevalente na área suscetível à cárie.

DISCUSSÃO

As cáries dentárias em crianças em idade pré-escolar continuam a ser motivo de preocupação. A prevalência de cáries a nível mundial e a nível indiano é diferente. Uma revisão cartográfica encontrou uma prevalência mais elevada de cáries dentárias entre os 3 e os 6 anos de idade, sem diferenças na prevalência de cáries dentárias associadas ao estatuto económico dos países e com um maior número de estudos de países em desenvolvimento nos últimos 7 anos. Não foram encontradas diferenças na prevalência de CEC entre países desenvolvidos e em desenvolvimento.[(77)]

Um estudo efectuado em Lagos, na Nigéria, revelou que a prevalência de CCE nas crianças estudadas era de 21,2% com uma média de 0,735.(75) Noutro estudo, realizado na Clínica de Odontopediatria da Universidade de l'Aquila, os resultados obtidos mostram que na população estudada, composta por 76 crianças, 41% têm um dmft>0, não tendo sido identificadas crianças com experiência de cárie na faixa etária dos 0-23 meses.[(79)]

Ganesh et al[(80)] efectuaram uma revisão sistemática da literatura para determinar a prevalência de cáries na primeira infância na Índia. Esta revisão mostrou que a prevalência global de CCE na Índia é de 49,6%, os resultados não podem ser generalizados a todo o subcontinente indiano. Verificou-se que Andhra Pradesh tem a maior prevalência de CEC, com 63%, e a menor prevalência foi registada em Sikkim (41,92%). Foi registada uma elevada prevalência de CEC na Índia, sendo que nenhum dos estados tem uma prevalência inferior a 40%. Qualquer doença com uma prevalência de 40% constitui um grave problema de saúde pública e requer uma atenção especial. Sachdeva et al[(81)] realizaram um estudo em Haryana com 576 pessoas e registaram uma prevalência de 33,85%, inferior à de um estudo realizado por Kuriakose et al[(83)] em Kerala com 1329 pessoas, que revelou uma prevalência de 54%. Outro estudo realizado por Jain et al[(86)] em 2018 em Maharashtra com 200 crianças em idade pré-escolar revelou uma prevalência de 87.5%, que foi o mais alto seguido pelo estudo realizado por Pandey et al[(88)] em 2021 em Lucknow, Uttar Pradesh em 1000 crianças pré-escolares com idades entre 3-5 anos teve prevalência de 76%.Hábitos alimentares, status socioeconômico, status de trabalho da mãe, hábitos de higiene bucal e ingestão frequente de medicamentos são poucos fatores de risco para esta condição. Assim, a cárie é uma doença multifatorial que apresenta uma grande variação na prevalência entre diferentes estados. Estudos de vários países e estados que investigaram os padrões de CEC mostraram padrões semelhantes entre os estudos de diferentes partes do mundo. Embora possam ocorrer algumas variações devido à altura da erupção e às práticas alimentares, o padrão de CCE é geralmente semelhante em todo o mundo.[(101)]

Um estudo realizado por Anchala et al[(106)] em 2016 mostrou que a percentagem de molares com lesões de cárie era elevada, particularmente para os segundos molares primários no arco mandibular, o que foi semelhante a alguns estudos transversais. Possíveis causas para a diferença na prevalência de cárie entre o primeiro e o segundo molar são o facto de os segundos molares primários irromperem 10-12 meses mais tarde do que os primeiros molares primários, com uma idade de 24-30 meses, com base no que se poderia assumir que o primeiro molar primário tem mais cáries devido a uma presença mais longa na cavidade oral, outras razões incluem a escovagem e a anatomia dos dentes.Um estudo realizado em 2020 por Srivastava et al[114] revelou que a prevalência e os padrões de cárie eram ligeiramente superiores nos dentes anteriores primários dos homens em comparação com os dentes anteriores primários das mulheres. Outro estudo realizado por Dikshit et al[116] em 2021, os resultados não mostraram nenhuma diferença significativa entre os homens e as mulheres, o que contrastou com os resultados de Srivastava et al.[114]

Gudipanini et al.[112] relataram que, na arcada superior, o dente cariado mais acometido foi o segundo molar decíduo (82,2%), seguido pelo primeiro molar decíduo (75,6%), incisivo central (33,3%), canino (28,9%) e incisivo lateral (22,2%). No arco mandibular, o dente mais afetado foi o primeiro molar primário (93,3%), seguido do segundo molar primário (88,5%), canino (20%), incisivo central (4,4%) e incisivo lateral (2,2%), o que é semelhante ao estudo realizado por Anchala et al.[106] O padrão de cárie na população estudada é sugestivo do padrão de cárie da enfermagem.

Um estudo conduzido por Ahmad et al[103] relatou que 72,5% tinham um padrão associado ao hábito de enfermagem, 13,9% tinham um padrão proximal de molar e 13,6% tinham um padrão oclusal de molar e fissura de fossa/Hipoplásico. Thakur et al[115] referiram que a superfície oclusal era mais frequentemente afetada (46%), depois a proximal (37%) e a superfície lisa (16%), enquanto Srivastava et al[118] referiram que a taxa de prevalência de cada dente no incisivo central primário era de 30,35%, no incisivo lateral primário era de 13,28%, no canino primário era de 37,02%, no 1º molar primário era de 15,41% e no 2º molar primário era de 3,92%.

A etiologia do CEC envolve interacções entre factores socioeconómicos, comportamentais e microbiológicos, mas o padrão da doença está principalmente ligado a características comportamentais, especialmente às práticas alimentares.

A primeira infância é um período crucial em que a exposição da criança a uma vasta gama de alimentos e sabores molda grandemente os seus hábitos e preferências alimentares posteriores. Assim, a melhor altura para uma ação eficaz contra as causas do CEC é durante os primeiros 1000 dias (desde a gravidez até ao segundo aniversário da criança). A principal mensagem para reduzir o CEC e alterar o seu padrão é: "nada de açúcares antes dos dois anos".

A política de saúde atual centra-se na saúde materna e infantil, mas a saúde oral, que é crucial para a saúde em geral, está a ser negligenciada. Consequentemente, os decisores políticos devem ter em conta as intervenções no domínio dos cuidados de saúde oral ao desenvolverem outros programas nacionais de saúde.

CONCLUSÃO

Em geral, a prevalência de CEC na maioria dos países é muito elevada. A prevalência média de CEC a nível mundial é de 23,8% e 57,3% nas crianças com menos de 36 meses e nas crianças com idades compreendidas entre os 36 e os 71 meses, respetivamente. Na Índia, a prevalência global de CEC é de 49,6%. Verificou-se que Andhra Pradesh tinha a prevalência mais elevada de CEC, com 63%, e a prevalência mais baixa foi registada em Sikkim (41,92%). Assim, o CEC é significativamente mais elevado em crianças da Índia. Este facto é atribuído à sua natureza multifatorial, que exige prevenção.

REFERÊNCIAS

1. Conselho O. Definição de Cárie Precoce da Infância (CPE). Academia Americana de Odontopediatria. 2008;15.

2. Edelstein BL. A pandemia de cárie dentária e o problema das disparidades. BMC oral health. 2006 Jun 15;6(Suppl 1):S2.

3. Mahejabeen R, Sudha P, Kulkarni SS, Anegundi R. Prevalência de cáries dentárias entre crianças em idade pré-escolar de Hubli: Cidade de Dharwad. Journal of Indian Society of Pedodontics and Preventive Dentistry. 2006 Jan 1;24(1):19-22.

4. Tyagi R. The prevalence of nursing caries in Davangere preschool children and its relationship with feeding practices and socioeconomic status of the family. Journal of Indian Society of Pedodontics and Preventive Dentistry (Jornal da Sociedade Indiana de Pedodontia e Odontologia Preventiva). 2008 Oct 1;26(4):153-7.

5. Waldman HB. Crianças em idade pré-escolar. Necessidade e utilização de serviços dentários. Dental Clinics of North America. 1995 Oct 1;39(4):887-96.

6. De Grauwe A, Aps JK, Martens LC. Cárie Precoce da Infância (CPE): o que é que tem um nome? Revista Europeia de Odontopediatria. 2004 Jun 1;5:62-70.

7. Feldens CA, Giugliani ER, Duncan BB, Drachler MD, Vítolo MR. Eficácia a longo prazo de um programa nutricional na redução de cáries na primeira infância: um ensaio aleatório. Community dentistry and oral epidemiology. 2010 Aug;38(4):324-32.

8. Ayhan H, Suskan E, Yildirim S. O efeito da amamentação ou de cáries galopantes na altura, peso corporal e perímetro cefálico. The Journal of clinical pediatric dentistry. 1996 Jan 1;20(3):209-12.

9. Thomas CW, Primosch RE. Alterações no peso incremental e no bem-estar de crianças com cáries galopantes após reabilitação dentária completa. Odontopediatria. 2002 Mar 1;24(2):109-13.

10. Saunders SR, De Vito C, Katzenberg MA. Dental caries in nineteenth century Upper Canada. American Journal of Physical Anthropology: A publicação oficial da Associação Americana de Antropólogos Físicos. 1997Sep;104(1):71-87.

11. Griffin SO, Gray SK, Malvitz DM, Gooch BF. Caries risk in formerly sealed teeth (Risco de cárie em dentes anteriormente selados). The Journal of the American Dental Association. 2009 Abr 1;140(4):415- 23.

12. Dye BA, Tan S, Smith V, Barker LK, Thornton-Evans G, Eke PI, Beltrán-Aguilar ED. Trends in oral health status; United States, 1988-1994 and 1999-2004.

13. Shivakumar KM, Vidya SK, Chandu GN. Vacina contra a cárie dentária. Indian Journal of Dental Research. 2009 Jan 1;20(1):99-106.

14. Organização Mundial de Saúde. Melhoria contínua da saúde oral no século XXI - a abordagem do Programa Mundial de Saúde Oral da OMS. O relatório mundial sobre saúde oral. 2003.

15. Almeida Filho ND. Por uma teoria geral da saúde: notas epistemológicas e antropológicas preliminares. Cadernos de Saúde Pública. 2001;17:753-70.

16. Lee Y. Estratégias de diagnóstico e prevenção da cárie dentária. Jornal de medicina do estilo de vida. 2013 Sep;3(2):107.

17. Barnes GP, Parker WA, Lyon Jr TC, Drum MA, Coleman GC. Ethnicity, location, age, and fluoridation factors in baby bottle tooth cay and caries prevalence of Head Start children (Factores de etnia, localização, idade e fluoretação na cárie dentária do biberão e prevalência de cárie das crianças do Head Start). Public Health Reports. 1992 Mar;107(2):167.

18. Bernabé E, MacRitchie H, Longbottom C, Pitts NB, Sabbah W. Birth weight, breastfeeding, maternal smoking and caries trajectories. Journal of dental research. 2017 Feb;96(2):171-8.

19. Senesombath S, Nakornchai S, Banditsing P, Lexomboon D. Early childhood caries and related factors in Vientiane, Lao PDR.

20. Slabšinskienė E, Milciuvienė S, Narbutaitė J, Vasiliauskienė I, Andruškevicienė V, Bendoraitienė EA, Saldunaitė K. Cáries graves da primeira infância e factores de risco comportamentais em crianças de 3 anos na Lituânia. Medicina. 2010 F e b ;46(2):135.

21. Gordon N. Oral health care for children attending a malnutrition clinic in South Africa (Cuidados de saúde oral para crianças que frequentam uma clínica de desnutrição na África do Sul). Revista internacional de higiene dentária. 2007 Aug;5(3):180-6.

22. https://spacecoastimplantdoc.com/2018/10/18/dentistry-and-nutrition-part-1- dentes-cáries-e-por-que-obtemos-cáries

23. Mathur VP, Dhillon JK. Cárie dentária: uma doença que precisa de atenção. Jornal Indiano de Pediatria. 2018 Mar;85:202-6.

24. Enax J, Ganss B, Amaechi BT, Schulze zur Wiesche E, Meyer F. A composição da película dentária: uma revisão actualizada da literatura. Fronteiras em Saúde Oral. 2023 Oct 12;4:1260442.

25. Academia Americana de Odontopediatria. Directrizes sobre avaliação e gestão do risco de cárie em bebés, crianças e adolescentes. Odontopediatria. 2013;35(5):E157-64.

26. Menezes VA, Cavalcanti G, Mora C, Garcia AF, Leal RB. Medicamentos pediátricos e sua relação com a cárie dentária. Revista Brasileira de Ciências Farmacêuticas. 2010;46:157-64.

27. Rekola M. Produção de ácido in vivo a partir de medicamentos em forma de xarope. Caries Research. 1989 Nov 18;23(6):412-6.

28. Roberts IF, Roberts GJ. Relação entre medicamentos adoçados com sacarose e doenças

dentárias. Br Med J. 1979 Jul 7;2(6181):14-6.

29. Mentes A. Alterações de pH na placa dentária após a utilização de medicamentos pediátricos sem açúcar. Journal of Clinical Pediatric Dentistry. 2001 Jul 1;25(4):307-12.

30. De Grauwe A, Aps JK, Martens LC. Cárie Precoce da Infância (CPE): o que é que tem um nome? Revista Europeia de Odontopediatria. 2004 Jun 1;5:62-70.

31. Johnston T, Messer LB. Cáries de enfermagem: revisão da literatura e relato de um caso tratado com anestesia local. Australian dental journal. 1994 Dec;39(6):373- 81.

32. Ismail AI, Sohn W. Uma revisão sistemática dos critérios de diagnóstico clínico da cárie na primeira infância. Journal of public health dentistry. 1999 Sep;59(3):171-91.

33. Drury TF, Horowitz AM, Ismail AI, Maertens MP, Rozier RG, Selwitz RH. Diagnosticar e comunicar cáries na primeira infância para fins de investigação. Um relatório de um workshop patrocinado pelo Instituto Nacional de Investigação Dentária e Craniofacial, pela Administração de Recursos e Serviços de Saúde e pela Administração de Financiamento de Cuidados de Saúde. Journal of public health dentistry. 1999;59(3):192-7.

34. Begzati A, Berisha M, Mrasori S, Xhemajli-Latifi B, Prokshi R, Haliti F, Maxhuni V, Hysenaj-Hoxha V, Halimi V. Early childhood caries (ECC)- etiology, clinical consequences and prevention. Tendências Emergentes Saúde Oral Sci Dent. 2015 Mar 11;31.

35. Berkowitz RJ, Koo H, McDermott MP, Whelehan MT, Ragusa P, Kopycka-Kedzierawski DT, Karp JM, Billings R. Supressão quimioterapêutica adjuvante de estreptococos mutans no contexto de cáries graves na primeira infância: um estudo exploratório. Journal of public health dentistry. 2009 Jun;69(3):163-7.

36. Duangthip D, Jiang M, Chu C, Lo E. Abordagens para o tratamento de cáries dentárias em crianças em idade pré-escolar: Revisão sistemática. Eur. J. Paediatr. Dent. 2016 Feb;17:113.

37. Amin MS, Harrison RL, Benton TS, Roberts M, Weinstein P. Effect of povidone- iodine on Streptococcus mutans in children with extensive dental caries. Odontopediatria. 2004 Jan 1;26(1):5-10.

38. Jayaprakash R, Sharma A, Moses J. Comparative evaluation of the efficacy of different concentrations of chlorhexidine mouth rinses in reducing the mutants streptococci in saliva: An: in vivo: study. Journal of Indian Society of Pedodontics and Preventive Dentistry. 2010 Jul 1;28(3):162-6.

39. Frentzen M, Ploenes K, Braun A. Clinical and microbiological effects of local chlorhexidine applications. Revista Internacional de Medicina Dentária. 2002 Oct;52(5):325-9.

40. Twetman S, Axelsson S, Dahlgren H, Holm AK, Källestål C, Lagerlöf F, Lingström P, Mejàre I, Nordenram G, Norlund A, Petersson LG. Efeito preventivo das cáries da pasta de dentes com flúor: uma revisão sistemática. Ata Odontologica Scandinavica. 2003 Jan

1;61(6):347-55.

41. Marinho VC, Worthington HV, Walsh T, Chong LY. Géis de flúor para prevenção de cáries dentárias em crianças e adolescentes. Base de dados Cochrane de revisões sistemáticas. 2015(6).

42. Marinho VC, Chong LY, Worthington HV, Walsh T. Bochechos com flúor para a prevenção da cárie dentária em crianças e adolescentes. Base de dados Cochrane de revisões sistemáticas. 2016(7).

43. Pukallus ML, Plonka KA, Holcombe TF, Barnett AG, Walsh LJ, Seow WK. Um ensaio aleatório controlado de um creme CPP-ACP a 10% para reduzir a colonização por estreptococos mutans. Odontopediatria. 2013 Nov 15;35(7):550-5.

44. Zhou C, Zhang D, Bai Y, Li S. Casein phosphopeptide-amorphous calcium phosphate remineralization of primary teeth early enamel lesions. Journal of dentistry. 2014 Jan 1;42(1):21-9.

45. Jackson JT, Quinonez RB, Kerns AK, Chuang A, Eidson RS, Boggess KA, Weintraub JA. Implementação de um programa de saúde oral pré-natal através da colaboração interprofissional. Journal of dental education. 2015 Mar;79(3):241- 8.

46. Record S, Montgomery DF, Milano M. Fluoride supplementation and caries prevention (Suplemento de flúor e prevenção de cáries). Journal of Pediatric Health Care. 2000 Sep 1;14(5):247-9.

47. Uribe S. Prevention and management of dental cay in the pre-school child (Prevenção e tratamento da cárie dentária na criança em idade pré-escolar). Odontologia baseada em evidências. 2006 Mar;7(1):4-7.

48. Lee GH, McGrath C, Yiu CK. Avaliar o impacto da prevenção e gestão da cárie através de directrizes de avaliação do risco de cárie na prática clínica num hospital universitário de medicina dentária. BMC Oral Health. 2016 Dec;16:1-7.

49. Kim Seow W. Environmental, maternal, and child factors which contribute to early childhood caries: a unifying concetual model. International Journal of Paediatric Dentistry. 2012 maio;22(3):157-68.

50. Hedayati-Hajikand T, Lundberg U, Eldh C, Twetman S. Effect of probiotic chewing tablets on early childhood caries - a randomized controlled trial. BMC saúde oral. 2015 Dec;15:1-5.

51. Jørgensen MR, Castiblanco G, Twetman S, Keller MK. Prevenção de cáries com bactérias probióticas durante a primeira infância. Resultados promissores mas inconsistentes. American Journal of Dentistry. 2016 Jun 1;29(3):127-31.

52. Dentes P. Erupção dentária. J Am Dent Assoc. 2006;137(127).

53. Limeback H, editor. Comprehensive preventive dentistry. John Wiley & Sons; 2012 Jul 10.

54. Walsh T, Worthington HV, Glenny AM, Appelbe P, Marinho VC, Shi X. Pastas dentífricas com flúor de diferentes concentrações para a prevenção de cáries dentárias em crianças e adolescentes. Base de dados Cochrane de revisões sistemáticas. 2010(1).

55. Meyer F, Enax J. Early childhood caries: epidemiology, aetiology, and prevention. Revista internacional de odontologia. 2018 May 22;2018.

56. Toumba KJ, Twetman S, Splieth C, Parnell C, Van Loveren C, Lygidakis NA. Orientações sobre a utilização de flúor para a prevenção de cáries em crianças: um documento de política atualizado da EAPD. Arquivos Europeus de Odontopediatria. 2019 Dec;20:507-16.

57. Smith CE, Wazen R, Hu Y, Zalzal SF, Nanci A, Simmer JP, Hu JC. Consequências para o desenvolvimento e mineralização do esmalte resultantes da perda de função da ameloblastina ou da enamelina. Revista europeia de ciências orais. 2009 Oct;117(5):485-97.

58. Bronckers AL, Lyaruu DM, DenBesten PK. The impact of fluoride on ameloblasts and the mechanisms of enamel fluorosis (O impacto do flúor nos ameloblastos e os mecanismos da fluorose do esmalte). Journal of dental research. 2009 Oct;88(10):877-93.

59. Ten Cate JM. Revisão sobre o flúor, com especial ênfase nos mecanismos do fluoreto de cálcio na prevenção da cárie. Revista europeia de ciências orais. 1997 Oct;105(5):461-5.

60. Dorozhkin SV. Ortofosfatos de cálcio (CaPo4) e odontologia. Bioceram Dev Appl. 2016;6(096):2.

61. KANI T, KANI M, ISOZAKI A, SHINTANI H, OHASHI T, TOKUMOTO T.

Efeito dos dentífricos contendo apatite na cárie dentária em crianças em idade escolar. Journal of Dental Health. 1989 Jan 30;39(1):104-9.

62. Schlagenhauf U, Kunzelmann KH, Hannig C, May TW, Hösl H, Gratza M, Viergutz G, Nazet M, Schamberger S, Proff P. A hidroxiapatita microcristalina não é inferior aos fluoretos na prevenção clínica da cárie: um ensaio aleatório, duplo-cego e de não inferioridade. bioRxiv. 2018 Abr 27: 306423.

63. Kowash MB, Pinfield A, Smith J, Curzon ME. Eficácia na saúde oral de um programa de educação para a saúde a longo prazo para mães com filhos pequenos. British dental journal. 2000 Feb;188(4):201-5.

64. Yaacob M, Worthington HV, Deacon SA, Deery C, Walmsley AD, Robinson PG, Glenny AM. Escovagem de dentes eléctrica versus manual para a saúde oral. Base de dados Cochrane de revisões sistemáticas. 2014(6).

65. Muller-Bolla M, Courson F. Toothbrushing methods to use in children: a systematic review. Saúde oral e odontologia preventiva. 2013 Dec 1;11(4).

66. Glaze PM, Wade AB. Idade e desgaste da escova de dentes em relação ao controlo da placa bacteriana. Journal of clinical periodontology. 1986 Jan;13(1):52-6.

67. Li Y, Wang W. Predizendo cáries em dentes permanentes a partir de cáries em dentes

decíduos: um estudo de coorte de oito anos. Jornal de investigação dentária. 2002 Aug;81(8):561-6.

68. Gomes MC, Pinto-Sarmento TC, Costa EM, Martins CC, Granville-Garcia AF, Paiva SM. Impacto das condições de saúde oral na qualidade de vida de crianças em idade pré-escolar e suas famílias: um estudo transversal. Resultados de saúde e qualidade de vida. 2014 Dec;12:1-2.

69. Casamassimo PS, Thikkurissy S, Edelstein BL, Maiorini E. Beyond the dmft: the human and economic cost of early childhood caries. The Journal of the American Dental Association. 2009 Jun 1;140(6):650-7.

70. Clarke M, Locker D, Berall G, Pencharz P, Kenny DJ, Judd P. Malnutrição numa população de crianças pequenas com cáries graves na primeira infância. Odontopediatria. 2006 May 1;28(3):254-9.

71. Acs G, Lodolini G, Kaminsky S, Cisneros GJ. Efeito da cárie de enfermagem no peso corporal numa população pediátrica. Odontopediatria. 1992 Sep 1;14(5):303.

72. Singh N, Dubey N, Rathore M, Pandey P. Impact of early childhood caries on quality of life: Perspectivas da criança e dos pais. Jornal de biologia oral e investigação craniofacial. 2020 Abr 1;10(2):83-6.

73. McGrath C, Broder H, Wilson-Genderson M. Assessing the impact of oral health on the life quality of children: implications for research and practice. Community dentistry and oral epidemiology. 2004 Abr;32(2):81-5.

74. Tinanoff N, Baez RJ, Diaz Guillory C, Donly KJ, Feldens CA, McGrath C, Phantumvanit P, Pitts NB, Seow WK, Sharkov N, Songpaisan Y. Early childhood caries epidemiology, aetiology, risk assessment, societal burden, management, education, and policy: Perspetiva global. Revista internacional de odontologia pediátrica. 2019 May;29(3):238-48.

75. Olatosi OO, Inem V, Sofola OO, Prakash P, Sote EO. A prevalência de cáries na primeira infância e os seus factores de risco associados entre crianças em idade pré-escolar encaminhadas para uma instituição de cuidados terciários. Jornal nigeriano de prática clínica. 2015 Jun 1;18(4):493-501.

76. El Tantawi M, Folayan MO, Mehaina M, Vukovic A, Castillo JL, Gaffar BO, Arheiam A, Al-Batayneh OB, Kemoli AM, Schroth RJ, Lee GH. Prevalência e disponibilidade de dados sobre cáries na primeira infância em 193 países das Nações Unidas, 2007- 2017. Revista americana de saúde pública. 2018 Aug;108(8):1066-72.

77. Abdelrahman M, Hsu KL, Melo MA, Dhar V, Tinanoff N. Mapping evidence on early childhood caries prevalence: complexity of worldwide data reporting. Jornal Internacional de Odontologia Clínica Pediátrica. 2021 Jan;14(1):1.

78. AlMarshad LK, Wyne AH, AlJobair AM. Prevalência de cáries na primeira infância e factores de risco associados entre crianças pré-escolares sauditas em Riade. O Jornal Dental Saudita. 2021 Dec 1;33(8):1084-90.

79. Italiano S. Prevalência da Cárie Precoce da Infância (CPE) numa população pediátrica italiana: Um estudo epidemiológico. Revista europeia de odontologia pediátrica. 2021 Mar;22:189.

80. Ganesh A, Muthu MS, Mohan A, Kirubakaran R. Prevalência de cáries na primeira infância na Índia - uma revisão sistemática. O Jornal Indiano de Pediatria. 2019 Mar 11;86:276-86.

81. Anshul Sachdeva AS, Neha Punhani NP, Madhu Bala MB, Suraj Arora SA, Gill GS, Neeraj Dewan ND. A prevalência e o padrão de lesões cariosas cavitadas na dentição primária entre crianças com menos de 5 anos de idade em Sirsa, Haryana (Índia).

82. Stephen A, Krishnan R, Ramesh M, Kumar VS. Prevalência de cáries na primeira infância e seus factores de risco em crianças de 18-72 meses de idade em Salem, Tamil Nadu. Jornal da Sociedade Internacional de Odontologia Preventiva e Comunitária. 2015 Mar 1;5(2):95-102.

83. Kuriakose S, Prasannan M, Remya KC, Kurian J, Sreejith KR. Prevalência de cáries na primeira infância entre crianças em idade pré-escolar em Trivandrum e sua associação com vários factores de risco. Dentisteria clínica contemporânea. 2015 Jan 1;6(1):69-73.

84. Koya S, Ravichandra KS, Arunkumar VA, Sahana S, Pushpalatha HM. Prevalência de cáries na primeira infância em crianças do distrito de West Godavari, Andhra Pradesh, Sul da Índia: um estudo epidemiológico. Revista internacional de odontologia clínica pediátrica. 2016 Jul;9(3):251.

85. Shilpashree KB, Manjunath C, Ramakrishna T. Factores de risco para a previsão de cáries na primeira infância em crianças de Anganwadi na cidade de Bangalore: A cross-sectional study. Jornal da Associação Indiana de Odontologia de Saúde Pública. 2016 Abr 1;14(2):160-3.

86. Jain R, Patil S, Shivakumar KM, Srinivasan SR. Factores sociodemográficos e comportamentais associados à cárie na primeira infância entre crianças em idade pré-escolar da zona ocidental de Maharashtra. Jornal Indiano de Investigação Dentária. 2018 Sep 1;29(5):568-74.

87. Nagarajappa R, Satyarup D, Naik D, Dalai RP. Feeding practices and early childhood caries among preschool children of Bhubaneswar, India (Práticas alimentares e cáries na primeira infância entre crianças em idade pré-escolar de Bhubaneswar, Índia). Arquivos Europeus de Odontopediatria. 2020 Feb;21(1):67-74.

88. Pandey P, Singh MK, Singh D, Gupta S. Geo-mapping of early childhood caries risk: Uma abordagem de promoção da saúde oral preventiva orientada para a comunidade. Jornal de Medicina Familiar e Cuidados Primários. 2021 Sep 1;10(9):3205-10.

89. Chevvuri R, Sharma H, Gupta R, Tiwari A, Singh GB, Singh A. Prevalência e factores determinantes das cáries na primeira infância entre as crianças inscritas nos centros anganwadi em Bhilai, na Índia Central: A cross-sectional study. Jornal Indiano de Investigação Dentária. 2022 Jul 1;33(3):297-300.

90. Prakash P, Subramaniam P, Durgesh BH, Konde S. Prevalência de cáries na primeira

infância e factores de risco associados em crianças em idade pré-escolar da zona urbana de Bangalore, Índia: A cross-sectional study. Revista Europeia de Medicina Dentária. 2012 Abr;6(02):141-52.

91. Bilal D, Sogi GM, Sudan J. Early childhood caries in preschool children of Ambala district: A cross-sectional study. Jornal Internacional de Odontologia Clínica Pediátrica. 2022;15(Suppl 2):S191.

92. Kalita C, Langthasa M, Saikia AK, Saikia A, Medhi S. Prevalência e correlações de cáries dentárias entre crianças de 2-5 anos com especial referência à amamentação no distrito de Kamrup, Assam. Journal of Indian Society of Pedodontics and Preventive Dentistry. 2023 Jul 1;41(3):197-203.

93. Burt BA. Políticas de prevenção à luz da alteração da distribuição da cárie dentária. Ata Odontologica Scandinavica. 1998 Jan 1;56(3):179-86.

94. Sheiham A, Sabbah W. Using universal patterns of caries for planning and evaluating dental care. Caries Research. 2010 Abr 10;44(2):141-50.

95. Johnsen DC, Schechner TG, Gerstenmaier JH. Proportional changes in caries patterns from early to late primary dentition. Journal of public health dentistry. 1987 Mar;47(1):5-9.

96. Hausen H. Previsão de cáries - estado da arte. Odontologia comunitária e epidemiologia oral. 1997 Feb;25(1):87-96.

97. Vanobbergen J, Lesaffre E, Garcia-Zattera MJ, Jara A, Martens L, Declerck D. Caries patterns in primary dentition in 3-, 5-and 7-year-old children: spatial correlation and preventive consequences. Caries research. 2006 Dec 13;41(1):16- 25.

98. Kim AH, Shim YS, You YO, Jeon EY, An SY. Dados do inquérito nacional coreano à saúde oral sobre a simetria da superfície de cárie da dentição primária. Journal of Clinical Pediatric Dentistry. 2018 Jan 1;42(6):450-3.

99. Chaffee BW, Feldens CA, Rodrigues PH, Vítolo MR. Práticas alimentares na infância associadas à incidência de cárie na primeira infância. Community dentistry and oral epidemiology. 2015 Aug;43(4):338-48.

100. Feldens CA, Giugliani ER, Duncan BB, Drachler MD, Vítolo MR. Eficácia a longo prazo de um programa nutricional na redução de cáries na primeira infância: um ensaio aleatório. Community dentistry and oral epidemiology. 2010 Aug;38(4):324-32.

101. Organização Mundial de Saúde. Consulta de peritos da OMS sobre a intervenção de saúde pública contra a cárie na primeira infância: relatório de uma reunião, Banguecoque, Tailândia, 26-28 de janeiro de 2016. Organização Mundial da Saúde; 2017.

102. Prabhu P, Rajajee KT, Sudheer KA, Jesudass G. Assessment of caries prevalence among children below 5 years old. Jornal da Sociedade Internacional de Odontologia Preventiva e Comunitária. 2014 Jan 1;4(1):40-3.

103. Ahmad S, Khan H, Khan M, Maryam W. Prevalência e padrões de cáries na primeira infância entre crianças em idade escolar em Peshawar. Jornal da Faculdade de Medicina Dentária de Khyber. 2015 Dec 31;6(1):36-9.

104. Gupta D, Momin RK, Mathur A, Srinivas KT, Jain A, Dommaraju N, Dalai DR, Gupta RK. Dental caries and their treatment needs in 3-5 year old preschool children in a rural district of India (Cáries dentárias e suas necessidades de tratamento em crianças pré-escolares de 3-5 anos de idade num distrito rural da Índia). Revista norte-americana de ciências médicas. 2015 Apr;7(4):143.

105. Kashetty MV, Patil S, Kumbhar S, Patil P. Prevalência de cáries dentárias entre crianças Anganwadi de 3-6 anos de idade na cidade de Mudhol, Karnataka, Índia. Jornal da Associação Indiana de Odontologia de Saúde Pública. 2016 Oct 1;14(4):403-8.

106. Anchala K, Challa R, Vadaganadham Y, Kamatham R, Deepak V, Nuvvula S. Assessment of dental caries in primary dentition employing caries assessment spectrum and treatment index (Avaliação da cárie dentária na dentição primária utilizando o espetro de avaliação da cárie e o índice de tratamento). Jornal de Ciências Orofaciais. 2016 Jul 1;8(2):115-9.

107. Cortes A, Martignon S, Qvist V, Ekstrand KR. Morfologia aproximada como preditor de cárie aproximada em dentes molares decíduos. Investigações clínicas orais. 2018 Mar;22:951-9.

108. Alazmah A. Cáries na primeira infância: uma revisão. J Contemp Dent Pract. 2017 Aug 1;18(8):732-.

109. Henry JA, Muthu MS, Saikia A, Asaithambi B, Swaminathan K. Prevalência e padrão de cáries na primeira infância numa população rural do Sul da Índia avaliada pelo ICDAS com sugestões para melhorar a ferramenta de software ICDAS. Revista internacional de odontologia pediátrica. 2017 maio;27(3):191-200.

110. Chandan GD, Saraf S, Sangavi N, Khatri A. Pattern of dental caries in 3-6-year- old children using decayed, missing, filled surface index and hierarchical caries pattern system: Um estudo descritivo. Jornal da Sociedade Indiana de Pedodontia e Odontologia Preventiva. 2018 Abr 1;36(2):108-12.

111. Fauzia RA, Badruddin IA, Setiawati F. Associação entre cárie precoce da infância e padrão alimentar em crianças de 3 a 5 anos de idade em Grogol Utara, Jacarta do Sul. Pesquisa Brasileira em Odontopediatria e Clínica Integrada. 2020 Jan 13;19:e5080.

112. Gudipaneni RK, Alsirhani MA, Alruwaili MR, Alharbi AK, Alftaikhah SA, Almaeen SH, Manchery N. Socio-behavioural determinants associated with the first dental visit in Saudi children: A cross-sectional study. International Journal of Paediatric Dentistry. 2024 Jan;34(1):85-93.

113. Shrestha S, Ghimire P. Dental caries pattern in deciduous dentition among school children.

114. Srivastava VK. Prevalência e padrão de cáries em dentes anteriores primários de crianças

em idade pré-escolar: Um estudo observacional. Jornal da Sociedade Indiana de Pedodontia e Odontologia Preventiva. 2020 Jan 1;38(1):26-33.

115. Thakur J, MOHAN S. The Prevalence and Pattern of Early Childhood Caries In Bareilly, Uttar Pradesh-An Observational Study (A Prevalência e o Padrão de Cáries na Primeira Infância em Bareilly, Uttar Pradesh - Um Estudo Observacional). JORNAL UNIVERSITÁRIO DE CIÊNCIAS DENTÁRIAS. 2021 Jun 15;7(2).

116. Dikshit P, Limbu S, Malla M, Khanal S, Sharma BK. Padrão e gravidade da cárie na primeira infância e sua associação com hábitos alimentares em crianças. J Nepal Dent Assoc. 2021 Jul;21(33):124-32.

117. Sobiech P, Turska-Szybka A, Gozdowski D, Olczak-Kowalczyk D. Padrão de distribuição de cáries na dentição decídua em crianças da primeira infância da aglomeração de Varsóvia.

118. Srivastava VK, Badnaware S, Kumar A, Khairnar M, Chandel M, Bhati V, Gupta P, Sonal S, Ramasamy S. Prevalência da área mais suscetível à cárie na superfície individual do dente primário: um estudo observacional. Journal of Clinical Pediatric Dentistry. 2024 Mar 1;48(2):111-20.

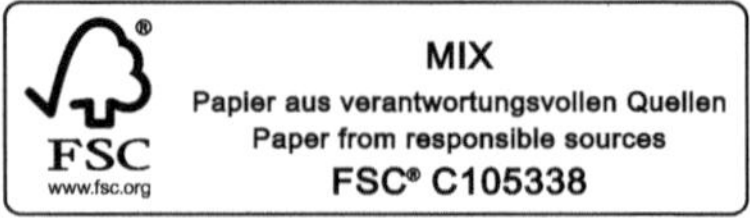

Printed by Books on Demand GmbH, Norderstedt / Germany